U0188162

上海蔡氏妇科
历代家藏医著集成

总主编　蔡小荪
副总主编　张婷婷　金毓莉　黄素英

药性备查目录
佚名　著　黄素英　校注

通治验方
蔡小香　著　张利　校注

蔡小荪验案集存
蔡小荪　著　金毓莉　整理

上海科学技术出版社

内容提要

蔡氏妇科源远流长，是沪上知名的妇科流派，目前已传承至九代，在诊疗痛经、崩漏、月经不调、产后病、子宫内膜异位症、习惯性流产、不孕症等方面颇具临床特色。在历史长河中，蔡氏妇科历代传人均有不少医学著作留存于世，以妇科为多，这些著作或为经典解说，或为临床验案，或为用药心得，全面反映了蔡氏妇科200多年来的学术沉淀与临床精华。本书收录了《药性备查目录》《通治验方》《蔡小荪验案集存》三书。

本书可供中医临床医师、中医院校师生，以及中医爱好者参考阅读。

图书在版编目（CIP）数据

药性备查目录　通治验方　蔡小荪验案集存／蔡小荪总主编．—上海：上海科学技术出版社，2019.6

（上海蔡氏妇科历代家藏医著集成）

ISBN 978-7-5478-4439-7

Ⅰ．①药…　Ⅱ．①蔡…　Ⅲ．①中医妇科学　Ⅳ．①R271.1

中国版本图书馆CIP数据核字（2019）第081222号

药性备查目录　通治验方　蔡小荪验案集存

总主编　蔡小荪

上海世纪出版（集团）有限公司
上 海 科 学 技 术 出 版 社　出版、发行

（上海钦州南路71号　邮政编码200235　www.sstp.cn）

上海雅昌艺术印刷有限公司印刷

开本　787×1092　1/16　印张　17.25

字数　70千字

2019年6月第1版　2019年6月第1次印刷

ISBN　978-7-5478-4439-7／R・1846

定价：128.00元

特别鸣谢

编写顾问

蔡　蓉　蔡伟民　蔡志民　姚之希　金长勤

编委会名单

总主编

蔡小荪

副总主编

张婷婷　金毓莉　黄素英

编　委

（按姓氏笔画排序）

王春艳　王海丽　王隆卉　付金荣　毕丽娟　刘邓浩
苏丽娜　沈　丽　张　利　陈　晖　陈　琼　陈旦平
杭远远　周　琦　周翠珍　莫惠玉　翁雪松　谭　丽

前言

上海江湾蔡氏妇科肇始于清代乾隆年间，迄今已传九代，历有200余年。

始祖蔡杏农，乾隆年间开始行医，精研岐黄，勤习理法方药，内妇各症，每获良效。

二世蔡半耕，杏农子，对于历代名家的医著及民间验方，广为吸取。无论时病伤寒、经带痘疡、内外妇儿均有建树，尤擅妇科。

三世蔡炳（枕泉），于妇科方面的四诊辨治、经验药方较具特色，著有《种橘山房医论》。

四世蔡兆芝（1826—1898），号砚香，清同治二年（1863年）癸亥科贡生，封中宪大夫，花翎同知衔。他继承父业，精于妇科，文才医理，造诣精深。他曾经治愈宝山县令之疾，当时署令陈玉斌赠予“功同良相”匾额。著有《江湾蔡氏妇科述要》《女科秘笺》《验方秘录》《临证秘传——砚香识要》《素灵纂要》。

五世蔡小香（1863—1912），名钟骏，字轶侯，清光绪甲申黄科廪生，幼承庭训，克循医理，深研岐黄之术，造诣精湛，又得祖传流派要旨。后来蔡氏迁于上海老闸桥堍，江湾女科之名益盛。其设诊所于上海老闸万福楼后和街，门庭若市，妇孺皆知，名闻大江南北，于贫病者则送诊给药，颂者不绝。蔡小香热心教育和医学事业的发展。在江湾当地斥资兴办“蔡氏学堂”“兢业师范学堂”，慷慨捐资南洋、新公学等学堂的办学，不仅捐资帮助精武体操学校的创办，并担任副会长，还创办了上海第一个医学讲习所——上海中医专科训练班以及蔡氏医学堂等培养中医人才。他邀集医界名流组织医务总会（后更名为中国医学会），担任会长，支持创办了近代中国第一份医学期刊《医学报》以及《上海医学杂志》，斥资创办了中国第一所中医医院并担任院长……短短 50 年生涯，其大量的创举被载入史册。蔡小香集各家之长，补土取法李东垣，滋阴崇尚朱丹溪，善权衡病情轻重，急病求速效，久病标本兼治。用药各有宜忌，不轻用峻厉之品，每方用药不过十味，世有“蔡一帖，九加一”之称。他于妇女经、带、胎、产病以调理为主，养血为先，切合妇女病理，治效特显，日诊百人以上，为当时上海四大名医之一。著有《通治验方》《临证随录》《蔡小香医案》。

六世蔡香荪（1888—1943），名章，字耀璋。曾肄业于第一届同济德文医学堂（现同济大学），秉承祖业，学贯中西，蜚声沪上，一生行善，口碑载道。他济困扶贫，送医给药，捐资筹款创办了江湾暑天医院和江湾时疫医院。他在 1932 年“一·二八”和 1937 年“八一三”两次淞沪抗战中，筹办难民所，组织救护队，并捐资营建了十九路军抗日阵亡将士忠烈墓（遗址在今场中路水电路，忠烈墓的墓碑铜牌今收藏于中国共产党第一次全国代表大会会址纪念馆，为国家一级文物），其率领的红十字队救护伤员数为沪上最多。蔡香荪担任了许多社会兼职，如江湾崇善堂董事、江湾救火会（现江湾消防中队，由蔡香荪创办，为国内现存最早由中国人创办的消防队）会长、江湾保卫团董事长、上海国医公会委员、中国医学院副院长等，曾数次历险营救中共地下党员，其一生，堪称“爱国爱民”的中医妇科名家。

七世蔡小荪（1923—2018），字一仁，号兰苑，小香公之孙。蔡小荪秉性敦厚，仁心仁术，父传师授，家学渊源。于妇科经病，主张以调为主，养血为先，理气为要。闭则不尚攻伐，崩则不专止涩。具体用药，对崩漏强调“求因为主，止血为辅”。痛经亦然，“求因为主，止痛为辅”。某些医著，被引誉为至理名言。他更借鉴现代医学各种检验，以助诊断。力主辨证必须辨病，结合四诊，益显疗效。处方用药，以精、简、廉、验为特色。主编《经病手册》《中国中医秘方大全》《中华名中医治病囊秘·蔡小荪卷》等，著有《蔡小荪验案集存》。

蔡氏妇科学术造诣、医德医风，久为社会及同道推崇，历七世而不衰。尤以数代积善，实非一般空言浮夸辈所可比拟。蔡氏妇科审证求因主张动态变化，脏腑辨证首重肝脾肾，调理冲任以理气为先，这些治学思想代代相传。至蔡小荪更是发古通今，衷中参西，创立妇科病审时论治学说与周期论治疗法。

蔡氏妇科虽已传至九代，历代传人亦有一些医著，然大多毁于战火。故至今除了蔡小荪本人及其弟子所撰写的蔡氏妇科医案或者临证经验，原汁原味的蔡氏妇科历代传人的医著尚未面世，究其原因可能是所存医著基本为手稿，大多是孤本，无抄本或刻本传世，众人甚至连蔡小荪本人均认为已湮没于战火，未有专人进行整理挖掘。

本套丛书为蔡小荪先生家藏，内容囊括蔡氏妇科学术思想（《种橘山房医论》《江湾蔡氏妇科述要》《临诊秘传——砚香识要》）、蔡氏医案及临诊经验（《蔡小香医案》《临证随录》《通治验方》《蔡小荪验案集存》）、蔡氏妇科用药特色（《蔡氏妇科丸散露酒膏丹辑录》《药性备查目录》）等方面，均为手抄本，将其进行影印、整理、点校，对蔡氏妇科流派医著的保护与传承，从本源上更好地理解蔡氏妇科家传的妇科学术思想的发展、临证经验以及用药用方等均有较大的作用。

具体收录书目内容如下。

《种橘山房医论》：由三世传人蔡枕泉所写，原以为已毁于战火，未曾想有手抄本传世。该书围绕妇科理论展开论述，分为女科调经、女科经闭、带下、小产、临产、产后六部分，每部分先论述相关医理，后附各个病种的相关方剂，并有剂量。蔡枕泉认为：经行于“血气用事，冲任流畅”，闭经“不过血滞血枯而已”，带下在邪湿热、在脏肝脾，小产预防在先，临产随机应变，产后百脉空虚，养护“九禁”、诊治“三冲三急三审”。该书对蔡氏女科起到学术引领的作用。

《临证秘传——砚香识要》：为蔡兆芝73岁时所著，当时正值其病后，略述而成，以冀绵延后世。分为望闻问切总论、望诊篇、闻诊篇、问诊篇、脉诊篇五篇，其总结了四诊的重要性、诊断的思路及方法，颇具临床价值。

《素灵纂要》：为蔡兆芝所著，该书对《素问》与《灵枢》中的条文进行摘抄，并阐述蔡氏对其的临床体会与理解，分为脏象、经络、病机、脉要、诊候、运气、审治诸篇。该书对深入理解《黄帝内经》的临床应用有较高的参考价值。

《江湾蔡氏妇科述要》：为蔡兆芝避难之时录以为鉴，目前仅蔡小荪抄本存世，原著已毁于战火。分为气血论、调经、月水不通、淋证、种子、保胎、小产、临产、产后、乳病、妇人诸病补余十一篇论述，分别阐述了妇女的经、带、胎、产的症状、病因病机与治法方药。

《蔡小香医案》：蔡小香著。该书收录了蔡小香的内科医案，以温病为主，从中可管窥蔡氏家族的学术传承。尤其值得一提的是，该医案完整体现了蔡小香每方用药不过十味的特点，“蔡一帖，九加一”在其中也得到了完整的体现。每个病案均有剂量，有较高的临床参考价值。

《临证随录》：蔡小香著。收录了蔡小香的6则医案，病种包括妊娠病、胃脘痛、淋证、虚损、不寐等诸多病证。

《蔡氏妇科丸散露酒膏丹辑录》：该书撰著者不详。前半部分收录了212首方剂，包含丸、散、膏、丹等多种剂型，为楷体书写；后半部分为行书，收录了当时之验方时方，后半部分落款"蔡小香敬刊"，从行书笔迹来看，与《蔡小香医案》笔迹一致，推测后半部分为蔡小香先生所录。该书据蔡小荪回忆为蔡氏妇科药房家传的药品制作与使用规范手册。书中收录了蔡氏妇科常用的六味地黄丸、女科八珍丸、桂附八味丸等，并阐述每味药物的适应证，使用范围与禁忌等事宜。

《药性备查目录》：该书收录了蔡氏妇科常用女科药物的用药经验，分为气部、血部、阳部、阴部、温暖部、泻火清热部、表部、痰部、风部、湿部、肺部、肝肾部、重镇安神部、涩敛部、峻下部、行水部、润肠利溲部、明目部、风湿部、软坚部、开窍部、杀虫部、导滞部、外科部、吐部、杂部共26个部分。分类与现今中药学有所不同，颇有女科临床特色。

《通治验方》：蔡小香著。收录了蔡小香的37则医案，病种涉及产后病、月经病、鼓胀、咳嗽、眩晕、头痛等诸多病种。反映了蔡小香用药经验与特色。

《蔡小荪验案集存》：该书收录了蔡小荪1978年自己撰写的妇科医案，包括痛经、子宫内膜异位症、月经过多、崩漏、虫积经阻、经来头痛、不孕、闭经、产后病、更年期综合征等妇科病症，病种齐全，用药充分体现了蔡氏妇科的家传特色与经验。同时配有作者按语，对诊疗的经过进行点评。

《蔡氏抄钱祝恩医案》：钱祝恩著，蔡氏抄。该书分上、下两册，由蔡氏抄于1913年，从钱祝恩以及蔡氏传人的生卒年推测，可能由蔡香荪所抄。钱祝恩，常州钱氏中医儿科第九代传人。钱氏中医儿科自明末钱祥甫始，传承延续十二代，已有300多年的历史。该书原由薛逸山自钱祝恩弟子许惟尊处抄录于1911年，后由蔡氏转抄而成，书中医案偏重妇科、儿科，前后有初复诊相对应，由此可见该医案具有较高的临床实用性。

本套丛书有以下特点：一是均为手抄本，目前未见其他抄本传世，有一定的版本价值。二是丛书内容偏重临床，基本为蔡氏妇科传人本人所著，具有较高的临床实用价值。三是手抄本铁划银钩、行云流水般书法富有艺术欣赏价值，将其影印不仅起到文献保存的目的，对中医药文化的传播与传承亦起到积极的推动作用。

上海蔡氏妇科流派是上海重要中医流派之一，设立了蔡小荪名中医经验传承工作室，2012年初进入上海市中医药事业发展三年行动计划“海派中医流派传承工程建设项目”，成立“海派中医蔡氏妇科流派传承研究基地”；2012年底获得“全国中医学术流派海派蔡氏妇科流派传承工作室”建设项目；2019年4月入选国家中医药管理局全国中医学术流派传承工作室第二轮建设项目。这些项目对蔡氏妇科传承发展起到了推波助澜的作用。

本套丛书将蔡氏妇科历代家藏医著进行整理点校，将进一步完善蔡氏妇科理论体系，丰富蔡氏妇科诊疗方案及用药特色，对中医妇科流派的传承发展、名老中医经验的继承、非物质文化遗产的保护做出不可估量的贡献。

本套丛书成稿仓促，如有不足之处，恳请各位读者见谅，并给予批评指正。

编　者

2019年1月

《药性备查目录》：该书收录了蔡氏妇科常用女科药物的用药经验，分为气部、血部、阳部、阴部、温暖部、泻火清热部、表部、痰部、风部、湿部、肺部、肝肾部、重镇安神部、涩敛部、峻下部、行水部、润肠利溲部、明目部、风湿部、软坚部、开窍部、杀虫部、导滞部、外科部、吐部、杂部共26个部分。分类与现今中药学有所不同，颇有女科临床特色。

《通治验方》：蔡小香著。收录了蔡小香的37则医案，病种涉及产后病、月经病、鼓胀、咳嗽、眩晕、头痛等诸多病种。反映了蔡小香用药经验与特色。

《蔡小荪验案集存》收录了蔡小荪早期（1978年）自己撰写的妇科医案，包括痛经、子宫内膜异位症、月经过多、崩漏、虫积经阻、经来头痛、不孕、闭经、产后病、更年期综合征等妇科病证，病种齐全，用药充分体现了蔡氏妇科的家传特色与经验。同时配有蔡小荪按语，对诊疗的经过进行点评。由于该书为圆珠笔抄写，且成书于1978年，已不属于古籍范畴，故此次整理仅影印少量蔡小荪手稿，全貌不再予以影印。

本次整理内容主要有以下几个方面。

（1）《药性备查目录》与《通治验方》为繁体竖版，根据出版要求，对原书进行重新句读，并改为规范简体字横排。

（2）综合运用本校、他校与理校三法进行整理，对原文的衍、脱、误、倒，分别予以删补增改。

（3）对原书中的异体字、俗体字，按照从俗、从简、书写方便和音义明确的原则，予以径改，不出校。

（4）对原书中个别冷僻字词等加以必要注音和解释。

（5）为保持书稿原貌，书中引文虽与原著文字歧异，但文理顺通，不悖原旨，或虽有违原趣，而是作者有意改动者，均不作订正。

总目录

上海蔡氏妇科历代家藏医著集成

药性备查目录

佚名 著
黄素英 校注

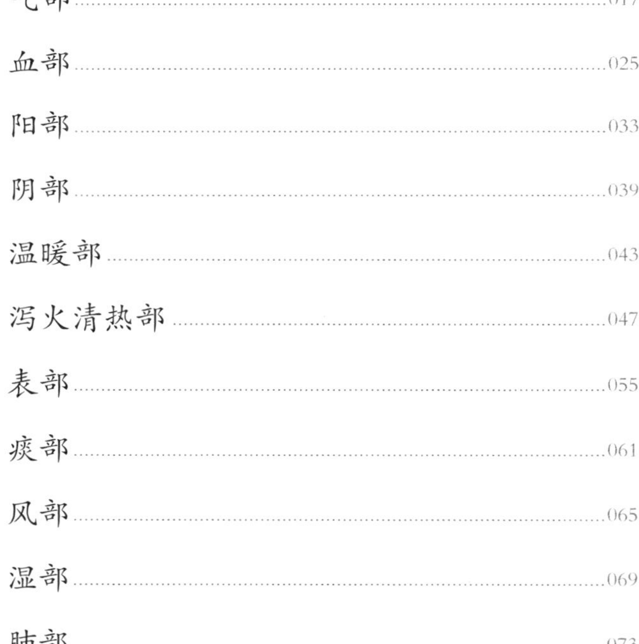

目录

藥性備查目錄

氣部

人参　黄芪　於术　白术　甘草　党参

高麗参　東洋参　黄精　大棗（以上補氣類）　木香　砂仁

烏藥　細青皮　廣皮　檀香　葶藶子　枳實枳殼

厚朴　沉香　檳榔　藿香　香附　旋覆花（以上理氣類）

血部

當歸　大白芍　丹参　河車　茺蔚　阿膠（以上補血類）

药性备查目录[①]

气部

人参　黄芪　于术　白术　甘草　党参　高丽参　东洋参　黄精　大枣　以上补气类

木香　砂仁　乌药　细青皮　广皮　檀香　葶苈子　枳实、枳壳　厚朴　沉香　槟榔　藿香　香附　旋覆花　以上理气类

血部

当归　大白芍　丹参　河车　茺蔚　阿胶　以上补血类

① 注：此为原书之目录，与正文有出入，为保留书稿原貌，不作改动，另做书目如前。

荆三稜　蓬莪蒁　茜草　劉寄奴　紅花　桃仁

延胡索　三七　鬱金　五靈脂　降香　澤蘭

血竭　芎藭　骨碎補　落得打　藕節　藕

童便[illegible]　丹皮　側柏葉　紫草　地榆　木耳

蒲黄[illegible]　旱蓮草

陽部

鹿茸　鹿角霜　鹿角膠　附子　肉桂　艾葉

硫黄　淫羊藿　巴戟天　鎖陽　肉蓯蓉　炮姜

枸杞　胡芦巴　補骨脂　益智子　陽起石

陰部

熟地　乾地　葳蕤　龜板　鱉甲　天冬

麥冬　西洋參　南北沙參　元參　山藥　女貞子

冬虫夏草　烏骨鸡　沒藥　知母

溫暖部

乾姜　煨姜　蓽茇　吳萸　桂心　胡椒

川椒　丁香　白荳蔻　草荳蔻　草果　肉荳蔻

荆三棱　蓬莪术　茜草　刘寄奴　红花　桃仁　延胡索　三七　郁金　五灵脂　降香　泽兰　血余　芎䓖　骨碎补　落得打　藕节　藕　童便　以上活血类

丹皮　侧柏叶　紫草　地榆　木耳　蒲黄　以上凉血类

旱莲草

阳部

鹿茸　鹿角霜　鹿角胶　附子　肉桂　艾叶　硫黄　淫羊藿　巴戟天　琐[1]阳　肉苁蓉　炮姜　胡桃　胡芦巴　补骨脂　益智子　阳起石

阴部

熟地　干地　燕窝　龟板　鳖甲　天冬　麦冬　西洋参　南北沙参　元参　山药　女贞子　冬虫夏草　乌骨鸡　淡菜　知母

温暖部

干姜　煨姜　荜茇　吴萸　桂心　胡椒　川椒　丁香　白豆蔻　草豆蔻　草果　肉豆蔻

① 琐：当作“锁”。

药性备查目录

細辛 荔枝核 大茴香 小茴香 川烏頭 伏龍肝

瀉火清熱部

牛黄 犀角 羚羊角 黄連 黄芩 黄柏

石羔 石决明 石斛 天花粉 鮮生地 元精石

人中黄 人中白 秋石 芦根 地骨皮 梔子

薄荷 連翹 青蒿 大力子 茅根 荷葉

緑豆 白扁豆 甘蔗 竹茹 竹葉 青黛

表部

麻黄 桂枝 葛根 荆芥 防風 柴胡

升麻 前胡 桑葉 紫蘇 桔梗 蔓荆子

白芷 豆豉 香薷 葱白 生姜

痰部

天南星 半夏 青礞石 僵蚕 白芥子 莱菔子

蘇子 姜汁 竹瀝 天竹黄 杏仁 巴旦杏仁

川貝 象貝 瓜蔞仁 海蛤粉

風部

细辛　荔枝核　大茴香　小茴香　草乌头　伏龙肝

泻火清热部

牛黄　犀角　羚羊角　黄连　黄芩　黄柏　石膏　石决明　石斛　天花粉　鲜生地　元精石　人中黄　人中白　秋石　芦根　地骨皮　栀子　薄荷　连翘　青蒿　大力子　茅根　荷叶　绿豆　白扁豆　甘蔗　竹茹　竹叶　青黛

表部

麻黄　桂枝　葛根　荆芥　防风　柴胡　升麻　前胡　桑叶　紫苏　桔梗　蔓荆子　白芷　豆豉　香薷　葱白　生姜

痰部

天南星　半夏　青礞石　僵蚕　白芥子　莱菔子　苏子　姜汁　竹沥　天竹黄　杏仁　巴旦杏仁　川贝　象贝　瓜蒌仁　海蛤粉

风部

药性备查目录

虎骨　蠍梢　羌活　獨活　威灵仙　藁本
天麻　蟬衣　鈎籐鈎　刺蒺藜

濕部

蒼朮　茵陳　豬苓　澤瀉　防己　萆薢
苡仁　茯苓　赤苓　苦參　龍胆草　金鈴子

肺部

桑皮　紫菀　款冬花　百部　馬兜鈴　馬勃
白前　白芨　白石英　百合　枇杷葉　橄欖
梨

肝腎部

何首烏　枸杞子　菟絲子　覆盆子　杜仲　續斷
牛膝　金毛脊　沙苑　山茱萸　桑螵蛸　桑寄生
黑大豆　海參

重鎮安神部

金　真珠　琥珀　硃砂　龍齒　代赭石
龍眼肉　棗仁　柏子仁　茯神　小麥

虎骨　蝎梢　羌活　独活　威灵仙　藁本　天麻　蝉衣　钩藤钩　刺蒺藜

湿部

苍术　茵陈　猪苓　泽泻　防己　萆薢　苡仁　茯苓　赤苓　苦参　龙胆草　金铃子

肺部

桑皮　紫菀　款冬花　百部　马兜铃　马勃　白前　白芨[1]　白石英　百合　枇杷叶　橄榄　梨

肝肾部

何首乌　枸杞子　菟丝子　覆盆子　杜仲　续断　牛膝　金毛脊　沙苑　山茱萸　桑螵蛸　桑寄生　黑大豆　海参

重镇安神部

金　真珠　琥珀　朱砂　龙齿　代赭石　龙眼肉　枣仁　柏子仁　茯神　小麦

① 芨：当作“及”。

药性备查目录

濇斂部

龍骨　牡蠣　芡實　蓮蕊鬚　金櫻子　赤石脂

禹餘糧　五倍子　五味子　訶子　烏梅　海螵蛸

蓮子　銀杏　木瓜　浮小麦

峻下部

大黄　芒硝　元明粉　巴豆　牽牛

行水部

甘遂　大戟　芫花　大腹皮　茯苓皮　姜皮

椒目

潤腸利溲部

大麻仁　杔麻　滑石　木通　海金沙　冬葵子

地膚子　瞿麦　車前子　通草　冬衣　灯心

淡竹葉

明目部

炉甘石　穀精草　青葙子　决明子　蕤仁　密蒙花

木賊草　甘菊花

涩敛部

龙骨　牡蛎　芡实　莲蕊须　金樱子　赤石脂　禹余粮　五倍子　五味子　诃子　乌梅　海螵蛸　莲子　银杏　木瓜　浮小麦

峻下部

大黄　芒硝　元明粉　巴豆　牵牛

行水部

甘遂　大戟　芫花　大腹皮　茯苓皮　姜皮　椒目

润肠利溲部

火麻仁　胡麻　滑石　木通　海金沙　冬葵子　地肤子　瞿麦　车前子　通草　冬衣　灯心　淡竹叶

明目部

炉甘石　谷精草　青葙子　决明子　蕤仁　蜜[1]蒙花　木贼草　甘菊花

① 蜜：当作“密”。

药性备查目录

風湿部

秦艽 五加皮 豨莶草 白鲜皮 玉竹 原蚕砂

蓖麻子 白附子 白花蛇 桑枝 梧桐花

軟坚部

海藻 夏枯草 海粉 楮实 海浮石 海蛰

開竅部

麝香 遠志 石菖蒲 辛夷 冰片 蓖麻子

殺虫部

使君子 鶴虱 雷丸 榧子 蕪荑 阿魏

開口花椒

導滯部

山查 荸脐 神曲 穀芽

外科部

乳香 没药 硇砂 硼砂 土貝母 土茯苓

金銀花 蟾蜍 血竭 轻粉 斑猫

吐部

风湿部

秦艽　五加皮　豨莶草　白藓[1]皮　玉竹　原蚕砂　蛇床子　白附子　白花蛇　桑枝　梧桐花

软坚部

海藻　夏枯草　海粉　楮实　海浮石　海蛰[2]

开窍部

麝香　远志　石菖蒲　辛夷　冰片　蓖麻子

杀虫部

使君子　鹤虱　雷丸　榧子　芜荑　阿魏　开口花椒

导滞部

山楂[3]　荸脐　神曲　谷芽

外科部

乳香　没药　硇砂　硼砂　土贝母　土茯苓　金银花　蟾蜍　血竭　轻粉　斑猫

吐部

① 藓：当作“鲜”，后同。
② 蛰：当作“蜇”。
③ 楂：原为“查”，据文义改。后同。

药性备查目录

瓜蒂　藜芦　参芦　常山

雜部

石蓮子　苧麻根　瓦楞子　枳椇子　合欢皮　糯米

粳米　絲瓜　甜瓜子

藥性備查

氣部

補氣

人參　甘温微苦大補肺中之氣生陰血培脾益胃聰耳明目安精神止驚悸治虛勞內傷虛咳喘促心腹虛寒作痛胎產諸虛因虛失血等症　參條其性横行手臂凡指臂無力者服之甚效　參鬚性與參條同而力尤倍

黄芪　氣部　甘温生用固表温肌肉實腠理補肺氣瀉肺熱炙用補用

瓜蒂　藜芦　参芦　常山

杂部

石莲子　苎麻根　瓦楞子　枳椇子　合欢皮　糯米　粳米　丝瓜　甜瓜子

药性备查

气　部

补气

人参　甘温微苦。大补肺中元气，生阴血，培脾益胃，聪耳明目，安精神，止惊悸。治虚劳内伤，虚咳喘促，心腹虚寒作痛，胎产诸虚，因虚失血等症。参条其性，横行手臂，凡指臂无力者，服之甚效。参须性与参条同，而力尤薄。

黄芪　甘温。生用固表，温肌肉，实腠理，补肺气，解肌热；炙用补用[①]

① 用：疑衍。

於术　中益元氣温三焦壯脾胃生血生肌排膿内托瘡瘍圣药
甘苦温補脾益氣和中燥濕生津液已嘔吐止泄瀉定痛
安胎化胃经痰水

白术　健脾燥濕補氣安胎止嘔安定痛

甘草　味甘生用氣平瀉心火解毒生肌療諸癰腫瘡瘍炙用氣
温補三焦元氣而散表寒緩中止痛入和剂則補益入汗
剂則解肌入涼剂則瀉邪熱入峻剂則緩正氣入潤剂則
養陰血通行十二经協和諸藥故有國老之称　甘草梢
止莖中痛淋濁症用之

党参　甘平補中益氣和胃培脾

高麗参　甘苦温補土益氣生津

東洋参　甘苦温補氣生津

黄精　甘平補中益氣益脾胃潤心肺久服不飢

大枣　甘温補中氣滋脾土潤心肺調榮衛緩陰血通九竅助十
二经和百藥傷寒及補剂中加用之以發脾胃升騰之氣

理氣部

中益元气，温三焦，壮脾胃，生血生肌挑脓，内托疮痈圣药。

于术　甘苦温。补脾益气，和中燥湿，生津液，已呕吐，止泄泻，定痛安胎，化胃经痰水。

白术　健脾燥湿，补气安胎，止呕定痛。

甘草　味甘。生用气平，泻心火，解毒生肌，疗诸痈肿疮疡；炙用气温，补三焦元气而散表寒，缓中止痛，入和剂则补益，入汗剂则解肌，入凉剂则泻邪热，入峻剂则缓正气，入润剂则养阴血，通行十二经，协和诸药，故有“国老”之称。甘草梢止茎中痛，淋浊症用之。

党参　甘平。补中益气，和胃培脾。

高丽参　甘苦温。补土益气生津。

东洋参　甘苦温。补气生津。

黄精　甘平。补中益气，益脾胃，润心肺，久服不饥。

大枣　甘温。补中气，滋脾土，润心肺，调荣卫，缓除血，通九窍，助十二经，和百药。伤寒及补剂中加用之，以发脾胃升腾之气。

理气

木香　辛苦温三焦氣分之藥能升降諸氣泄肺疏肝醒脾寬中安胎開鬱治一切氣痛瀉痢後重煨用實腸止瀉

砂仁　辛温香竄理脾和胃快氣調中止痛安胎去痰逐冷治腹痛痞脹噎膈嘔吐

烏藥　辛温上入脾肺下通膀胱與腎能疏暢胸腹治一切氣痛病及反胃吐食婦人血凝氣滯小兒蚘蛔

青皮　辛苦温入肝膽氣分疏肝瀉肺破氣削堅消痰散痞治肝氣鬱積脇痛多怒胸膈氣逆疝痛乳核最能發汗

廣皮　辛苦温為脾肺氣分之藥理氣調中消痰燥濕定嘔止嗽利水破癥宣通五臟統治百病去白名橘紅兼能除寒發表

檀香　辛温調脾肺利胸膈療噎膈之吐止心腹之痛

葶藶子　辛苦大寒大瀉氣閉行膀胱肺中之水破積聚癥結伏留下氣消腫除痰止嗽定喘

枳實殼　酸苦微寒破氣行痰消腫導滯治結胸脇脹痰癖癥結瀉痢後重痔腫腸風所主畧同但枳實利胸膈枳殼寬腸胃

氣部

木香　辛苦温。三焦气分之药，能升降诸气，泄肺疏肝，醒脾宽中，安胎开郁。治一切气痛，泻痢后重。煨用实肠止泻。

砂仁　辛温香窜。醒脾和胃，快气调中，去痰逐冷，止痛安胎。治腹痛、痞胀、噎膈、呕吐。

乌药　辛温。上入脾肺，下通膀胱，与肾能深畅胸腹。治一切气痞病及反胃吐食。女人血淤[1]气滞，小儿蚘蛔。

青皮　辛苦温，入肝胆气分。疏肝泻肺，破气削坚，消痰散痞。治肝气郁积，胁痛多怒，胸膈气逆，疝痛乳核。最能发汗。

广皮　辛苦温。为脾肺气分之药，理气调中，消痰燥湿，定呕止嗽，利水破癥，宣通五脏，统治百病。去白名橘红，兼能除寒发表。

檀香　辛温。调脾肺，利胸膈，疗噎膈之吐，止心腹之疼。

葶苈子　辛苦大寒。大泻气闭，行膀胱肺中之水，破积聚癥结，伏留热气，消肿除痰，止嗽定喘。

枳实壳　酸苦微寒。破气行痰，消肿导滞，治结胸胁胀，痰癖癥结，泻痢后重，痔肿肠风。所主略同，但枳实利胸膈，枳壳宽肠胃，

① 淤：当作“瘀”。

为少異

厚朴　辛苦温入足太陰陽明能散实满下氣破痞消痰化食治反胃嘔逆喘咳瀉痢一切客寒犯胃湿氣侵脾之症

沉香　辛苦温入右腎命门温中降氣暖精助陽治痞塞喘促逆氣上升以及心腹疼痛大腸虚闭

梹榔　辛苦温瀉胸中至高之氣直达肛门攻坚去脹破氣行痰下水消食

藿香　辛甘微温入脾肺快氣和中開胃止嘔辟邪去惡治霍乱吐瀉心腹絞痛上中二焦邪滞

香附　辛香微苦微甘乃血中氣藥通行十二经氣分主一切氣解鬱调经治痞满腹脹诸種氣痛胎前産后带下崩中

旋覆花　辛苦鹹微温入肺大腸经下氣行水消痰结坚痞平噫氣不除

甘松香

氣部

为少异。

厚朴　辛苦温，入足太阴、阳明。能散实满，下气破瘀，消痰化食。治反胃呕逆，喘咳泻痢，一切客寒犯胃，湿气侵脾之症。

沉香　辛苦温，入右肾命门。温中降气，暖精助阳，治虚寒喘促，气逆上升，以及心腹疼痛，大肠虚闭。

槟榔　辛苦温。泻胸中至高之气，直达肛门，攻坚去胀，破气行痰，下水消食。

藿香　辛苦微温，入脾肺。快气和中，开胃止呕，辟邪去恶，治霍乱吐泻，心腹绞痛，上中二焦邪滞。

香附　辛香微苦微甘。乃血中气药，通行十二经气分。主一切气，解郁调经，治痞满腹胀，诸种气痛，胎前产后，带下崩中。

旋覆花　辛苦咸微温，入肺大肠经。下气行水，消痰结坚痞，平噫气不除。

甘松香①

① 甘松香：此处缺药性归经，功效与主治，后均有此类情况，不再出注。

血部

補血

當歸　甘苦辛溫入心脾肝為血中氣藥助心補血溫中散寒善榮舒筋滑腸潤燥清瘀調經治癥腸心腹肢節諸痛癖痢痿痺癥瘕痘證瘡瘍及婦人諸不足一切血證

白芍　酸苦微寒入肝脾血分瀉肝火斂陰氣和血脈肝（心痛）退熱安胎緩中止痛（治）血虛腹痛脇痛鼻衄婦人胎產及一切血病能于土中瀉木　赤芍瀉肝火散瘀血利小腸治腸風目赤白補而斂赤散而瀉

血　部

补血

当归　甘苦辛温，入心脾肝。为血中气药，助心补血，温中散寒，养荣舒筋，滑肠润燥，消痞调经。治头腰心腹肢节诸痛，澼痢痿痹，癥瘕痘证，疮疡及妇人诸不足，一切血证。

白芍　酸苦微寒，入肝脾血分。泻肝火，敛除气，和血止痛，退热安胎，缓中止痛。治血虚腹痛胁痛，鼻衄，妇人胎产及一切血病。能于土中泻木。赤芍，泻肝火，散瘀血，利小肠。治肠风目赤，白补而敛赤，散而泻。

丹参　苦平入心與包絡，補血去瘀，調經脉，除煩熱，為女科要藥。治冷熱勞，骨節痛，癥瘕，血瘕，目赤，腫毒，排膿生肌，養神定志。

紫河車　甘鹹溫，大補氣血，治一切虛勞損極，恍惚失志，膀胱虛甚尤宜。

茺蔚　味辛微苦微寒，入手足厥陰，去瘀生新，調經解毒，治血風、血運、血痛、血淋、胎產崩帶。茺蔚子調經，活血順氣逐風。

阿膠　甘平，清肺養肝，滋腎補陰，去瘀止血，除風化痰，潤燥定喘，治虛勞咳嗽，肺痿吐膿，吐衄淋痔，下痢腸風，血痛血枯，經水不調，崩帶胎動。

行血

荊三棱　苦平，入肝經血分，破血中之氣，散一切血瘀氣結，老塊堅積。

蓬莪蒁　辛苦溫，主一切氣，能通肝經聚血，乃氣破瘀，同三棱治積聚諸病。

茜艸　酸鹹而溫，入手足厥陰血分，能行血止血，消瘀通經。

劉寄奴　苦溫，破血止血，除癥下脹。

血部

丹参　苦平，入心与包络。补血去瘀，调经脉，除烦热，为女科要药。治冷热劳，骨节痛，癥瘕血痞，目赤肿毒，挑脓生肌，养神定志。

紫河车　甘咸温。大补气血，治一切虚劳损极，恍惚失志，膀胱虚者尤宜。

茺蔚　味辛微苦微寒，入手足厥阴。去瘀生新，调经解毒。治血风、血运、血痛、血淋，胎产崩带。茺蔚子，调经活血，顺气逐风。

阿胶　甘平。清肺养肝，滋肾补阴，去瘀止血，除风化痰，润燥定喘。治虚劳咳嗽，肺痈吐脓，吐衄，淋痔，下痢肠风，血痛血枯，经水不调，崩带胎动。

行血

荆三棱　苦平，入肝经血分。破血中之气，散一切血瘀气结，老块坚积。

蓬莪术　辛苦温。主一切气，能通肝经聚血，行气破瘀。同三棱治积聚诸病。

茜草　酸咸而温，入手足厥阴血分，能行血止血，消瘀通经。

刘季奴　苦温破血止血，除癥下胀。

红花　辛苦甘温入肝破瘀润燥消肿止痛治经闭产难胎死腹中产后血运口噤

桃仁　苦平微甘破瘀润燥通大肠血瘀闭秘治热入血室血燥血瘀血痢经闭

延胡索　辛苦温入太阴厥阴能行血中气滞气中血滞活血利气去瘀调经治癥瘕崩淋产后血运暴血上冲折伤积血

三七　甘苦微温散瘀定痛治吐衄痈肿为金疮杖疮圣药

郁金　辛苦微甘气寒入心肺包络凉心热散肝肺郁破瘀下气治妇人经脉逆行血气诸痛产后败血攻心

五灵脂　甘温入肝经血分行血和血生用能通血闭炒用能止经多治血血积血痢肠风崩中诸血病

降香　辛温辟恶气疗金疮止血行瘀生肌定痛

泽兰　甘苦辛香微温入肝脾行血去瘀舒脾散郁通经消痈治产后瘀行未尽血沥腹痛身面浮肿

血余　苦平入肝肾补阴消瘀擢生毛发治一切血病血淋舌血鼻血合诸药益膏良补衰涸

血部

红花　辛苦甘温，入肝。破瘀润燥，消肿止痛，治经闭产难，胎死腹中，产后血运口噤。

桃仁　苦平微甘。破瘀润燥，通大肠血痞闭秘。治热入血室，血燥，血痞，血痢，经闭。

延胡索　辛苦温，入太阴、厥阴。能行血中气滞，气中血滞，活血利气，去瘀调经。治癥癖崩淋，产后血运，暴血上冲，损伤积血。

三七　甘苦微温。散瘀定痛。治吐衄，痈肿，为金疮杖疮圣药。

郁金　辛苦微甘，气寒，入心肺包络。凉心热，散肝肺郁，破瘀下气。治妇人经脉逆行，血气诸痛，产后破血攻心。

五灵脂　甘温，入肝经血分。行血和血，生用能通血闭，炒用能止经多。治血积、血痢、肠风、崩中诸血病。

降香　辛温。辟恶气，疗金疮，止血行瘀，生肌定痛。

泽兰　甘苦辛香微温，入肝脾。行血去瘀，舒脾散郁，通经消痞。治产后瘀行未尽，血沥腰痛，身面浮肿。

血余　苦平，入肝肾。补阴消瘀，摧[①] 生长发。治一切血痢，血淋，舌血，鼻血。合诸药煎膏，良补衰涸。

① 摧：疑当作“催”。

芎藭　辛溫入手足厥陰血中氣藥升清陽解諸鬱上行頭目下
行血海搜風散瘀調經止痛治風濕在頭諸種頭痛

骨碎補　苦溫堅腎行血補傷折療骨痿

落得打　甘平行血止血治跌打損傷及金瘡出血

藕節　濇平清瘀血止吐衄淋痢一切血證

藕　甘寒涼血散瘀除煩止渴

童便　鹹寒降火清瘀滋陰潤肺能引肺火下行從膀胱出治吐
衄損傷凡產後血運敗血入肺陰虛久嗽火熱如燎者惟
此可以治之

凉血

丹皮　辛苦微寒入心肝腎包絡瀉血中伏火涼血去瘀通經脉
止吐衄除煩熱退骨蒸

側柏葉　苦微寒性濇涼血清血分濕熱止吐衄崩淋腸風尿血血
痢

紫草　甘鹹氣寒入厥陰血分涼血活血利竅滑腸治痘瘡血熱
毒盛二便閉濇者

血部

芎劳　辛温，入手足厥阴。血中气药，升清阳，解诸郁，上行头目，下行血海，搜风散瘀，调经止痛。治风湿在头，诸种头痛。

骨碎补　苦温。坚肾行血，补伤损，疗骨痿。

落得打　甘平。行血止血。治跌打损伤及金疮出血。

藕节　涩平。消瘀血，止吐衄淋痢，一切血证。

藕　甘寒。凉血，散瘀，除烦止渴。

童便　咸寒。降火，清瘀，滋阴润肺，能引肺火下行从膀胱出。治吐衄损伤，凡产后血运败血入肺，阴虚火嗽大热如燎者。惟此可以治之。

凉血

丹皮　辛苦微寒，入心肝肾包络。泻血中伏火，凉血去瘀，通经脉，止吐衄，除烦热，退骨蒸。

侧柏叶　苦微寒，性涩。凉血，清血分湿热，止吐衄、崩淋、肠风、尿血、血痢。

紫草　甘咸气寒，入厥阴血分。凉血活血，利窍滑肠。治痘疮血热毒盛，二便闭涩者。

地榆　苦酸微寒入下焦清血热而止血治腸風血痢

木耳　甘平涼血宣腸胃治五痔及一切血證

蒲黄　甘平手足厥陰血分藥生用性滑涼血消瘀治舌脹如黑
性濇止一切血　失蒲

紫参　白頭翁　蘭草　馬蘭　大薊小薊　馬鞭草

王不留行　蓍實　箬　千金子

陽部

補陽

鹿茸　甘鹹温大補陽添精血暖腎健骨治腸胃虛冷四肢痠痛

鹿角霜　鹹温通陽

鹿角膠　補督脈生精血壯腰膝

附子　辛甘大熱有毒走而不守通行十二經無所不至能引補
氣藥以復散失之元陽引發散藥開腠理以逐在表之風
寒引温暖藥達下焦以祛在裡之寒濕治中寒中風氣厥

陽部

地榆　苦酸微寒，入下焦。清血热而止血。治肠风血痢。

木耳　甘平。凉血宣肠胃。治五痔及一切血证。

蒲黄　甘平。手足厥阴血分药，生用性滑。凉血消瘀。治舌胀。炒黑性涩，止一切血。

香蒲、紫参、白头翁、兰草、马兰、大蓟、小蓟、马鞭草、王不留行、蓍实、箬、千金子。

阳　部

补阳

鹿茸　甘咸温。大补阳，添精血，暖肾健骨。治腰肾虚冷，四肢酸痛。

鹿角霜　咸温通阳。

鹿角胶　补督脉，生精血，壮腰膝。

附子　辛甘大热，有毒。走而不守，通行十二经，无所不至，能引补气药，以复散失之元阳。引发散药开腠理，以逐在表之风寒，引温暖药达下焦，以祛在里之寒湿。治中寒中风，气厥，疲厥欬逆自汗心腹冷痛暴脫陽脾泄久痢一切沉寒痼冷之症發散生用峻補熟用　烏頭功同附子而稍緩附子回陽逐寒烏頭溫脾逐風（寒疾宜附子風疾宜烏頭）　天雄補下焦腎命陽虛逐風寒濕為風家主藥

肉桂　辛甘大熱入肝腎血分補命門相火之不足通血脈抑肝風治痼冷沉寒下焦腹痛霍寒惡食濕盛泄瀉以及上熱下寒等症能引無根之火降而歸元

艾葉　辛苦生溫熟熱通十二經走三陰能回垂絕之元陽理氣血逐寒濕暖子宮止諸血溫中開鬱調經安胎

硫黃　味酸大熱補命門真火不足若陽氣暴絕陰毒傷寒久患寒瀉脾胃虛寒命欲垂絕者用之乃救危妙藥也暖精助陽殺虫辟鬼

淫羊藿　辛香甘溫補腎命益精氣堅筋骨利小便治絕陽不興

巴戟天　甘辛微溫入腎經血分補腎陽去腎風治風氣脚氣水腫

瑣陽　甘溫益精興陽强筋潤（潤）燥治痿弱滑大腸

肉蓯蓉　甘酸鹹溫入腎經血分補命門相火興絕陽滑大腸

陽部

痰厥，咳逆自汗，心腹冷痛，暴泻脱阳，脾泄久痢，一切沉寒痼冷之症。发散生用，峻补熟用。乌头功同附子而稍缓。附子回阳逐寒，乌头温脾逐风（寒疾宜附子，风疾宜乌头）。天雄补下焦肾命阳虚，逐风寒湿，为风家主药。

肉桂　辛甘大热，入肝肾血分。补命门相火之不足，通血脉，抑肝风，治痼冷沉寒，下焦腹痛，虚寒恶食，湿盛泄泻，以及上热下寒等症。能引无根之火，降而归元。

艾叶　辛苦。生温，熟热。通十二经，走三阴，能回垂绝之元阳，理气血，逐寒湿，暖子宫，止诸血，温中开郁，调经安胎。

硫黄　味酸。大热，补命门真火不足。若阳气暴绝，阴毒伤寒，久患寒泻，脾胃虚寒，命欲垂绝者用之，乃救危妙药也。暖精助阳，杀虫辟鬼。

淫羊藿　辛香甘温。补肾命，益精气，坚筋骨，利小便，治绝阳不兴。

巴戟天　甘辛微温，入肾经血分。补肾阳，去肾风。治风气，脚气，水肿。

琐[1]阳　甘温。益精兴阳，强筋润燥。治痿弱，滑大肠。

肉苁蓉　甘酸咸温，入肾经血分。补命门相火，兴绝阳，滑大肠。

① 琐：当作“锁”。

炮姜　大辛苦熱，回絶陽，大除胃冷而守中，去臟腑沉寒痼冷，能去惡生新，故吐衄下血有陰無陽者宜之，又能引血藥入氣分而生血，故血虛發熱、産後大熱者宜之。

胡桃　味甘性熱，肉潤皮濇，補命门，利三焦，斂肺温腎，養血潤燥，佐補骨脂，有木火相生之妙，治虛寒喘嗽。

胡芦巴　苦温，補腎命，暖丹田，壯元陽，除寒濕，治腎臟陰虛寒瘕疝冷氣。

補骨脂　辛苦大温，入心包命门，補相火以通君火，暖丹田，壯元陽，縮小便，治虛寒喘嗽，腎冷精流，火虛泄瀉。

益智子　辛熱，入心脾腎，補心氣命门之不足，濇精固氣，又能開發鬱結，使氣宣通，温中燥胃，治客寒犯胃，冷氣腹痛，嘔吐泄瀉，溺。

陽起石　鹹温，補右腎命门，治陰痿精乏，子宫虛冷。

開金鎖　（木縣　血部　鷄冠花）

陽部

炮姜　大辛苦热。回绝阳，大除胃冷而守中，去脏腑沉寒痼冷，能去恶生新，故吐衄下血，有阴无阳者宜之。又能引血药入气分而生血，故血虚发热、产后大热者宜之。

胡桃　味甘性热，肉润皮涩。补命门，利三焦，敛肺温肾，养血润燥，佐补骨脂有木火相生之妙。治虚寒喘嗽。

胡芦巴　苦温。补肾命，暖丹田，壮元阳，除寒湿，治肾脏冷虚寒瘕疝冷气。

补骨脂　辛苦大温，入心包、命门。补相火以通君火，暖丹田，壮元阳，缩小便，治虚寒喘嗽，肾冷精流，火虚泄泻。

益智子　辛热入心脾肾，补心气命门之不足，涩精固气，又能开发郁结，使气宣通，温中燥胃，治客寒犯胃，冷气腹痛，呕吐泄泻。

阳起石　咸温。补右肾命门。治阴痿精乏，子宫虚冷。

开金锁、木棉、鸡冠花（血部）。

陰部

熟地　甘而微溫入足三陰滋腎水益真陰補血填髓烏鬚黑髮
治一切肝腎陰虧虛損百病為壯水之主藥

乾地　甘苦寒入心肝腎養陰退陽涼血生血治血虛發熱五心
煩熱吐衄尿血血運崩中調經安胎利大小便

燕窩　甘淡平大養肺陰化痰止嗽補而能清為調理虛損癆瘵
之聖藥

龜板　陰部
鹹寒至陰補心資智益腎滋陰治勞熱骨蒸久嗽痎瘧崩

阴　部

熟地　甘而微温，入足之阴。滋肾水，益真阴，补血填髓，乌须黑发。治一切肝肾阴亏，虚损百病，为壮水之主药。

干地　甘苦寒，入心肝肾。养阴退阳，凉血生血。治血虚发热，五心烦热，吐衄，尿血，血运崩中，调经安胎，利大小便。

燕窝　甘淡平。大养肺阴，化痰止嗽，补而能清，为调理虚损痨瘵之圣药。

龟板　咸寒至阴。补心资智，益肾滋阴。治劳热骨蒸，久嗽痰疟，崩

漏五痔産難又能益大腸瘰久瘧久痢

鱉甲　鹹寒入肝補陰退熱散結治勞瘦骨蒸往來寒熱溫瘧瘧母

天门冬　甘苦大寒入手太陰氣分益水之上源下通足少陰腎清金降火潤燥滋陰利二便治肺痿肺癰痰嗽吐血喘乾消渴虛勞骨蒸一切陰虛有火諸證

麦门冬　味甘微苦微寒潤肺清心瀉熱除煩化痰止嗽治客熱虛勞暑傷元氣脉絶短氣肺痿吐膿

西洋參　苦寒微甘補肺降火生津除煩

南北沙參　甘苦微寒補肺陰清肺火治久咳肺痿金受火刑者宜之

元參　苦甘微寒入肺腎二經降火除煩滋陰明目利咽喉通二便治鼻疮咽痛頸下结核急喉痺風溫熱骨蒸

山藥　甘平補脾肺清虛熱濇精氣胃固腸益腎強陰治虛損勞傷健忘遺精

女貞子　甘苦涼補陰除火益腎明目強腰膝烏鬚髮補風虛除百病

陰部

漏五痔，产难，又能益大肠，疗久泻久痢。

鳖甲　咸寒入肝。补阴退热散结。治劳瘦骨蒸，往来寒热，温疟之母。

天门冬　甘苦大寒，入手太阴气分。益水之上源，下通足少阴肾。清金降火，润燥滋阴，利二便，治肺痿、肺痈、痰嗽、吐血、嗌干、消渴、虚劳、骨蒸，一切阴虚有火诸证。

麦门冬　味甘微苦微寒。润肺清心，泻热除烦，化痰止嗽。治客热虚劳，暑伤元气，脉绝短气，肺痿吐脓。

西洋参　苦寒微甘。补肺降火，生津除烦。

南北沙参　甘苦微寒。养肺阴，清肺火。治久咳，肺痿，金受火刑者宜之。

元参　苦甘微寒，入肺肾二经。降火除烦，滋阴明目，利咽喉，通二便。治鼻疮咽痛，颈下结核，急喉痹风，潮热骨蒸。

山药　甘平。补脾肺，清虚热，涩精气，固肠胃，益肾强阴。治虚损劳伤，健忘遗精。

女贞子　甘苦凉。补阴除火，益肾明目，强腰膝，乌须发，补风虚，除百病。

冬虫夏艸　甘平保肺益腎止血化痰已勞嗽

烏骨鷄　甘平益肝腎退熱補虛治虛勞消渴帶下崩中

淡菜　甘鹹溫補陰分益陽事治虛勞傷憊精血衰少吐血久痢

知母　辛苦寒滑潤腎家有餘之火因而上清肺金潤胃除清痰定嗽止渴除煩利大小便治蓐勞骨蒸淋濁白濁

石龍芮

溫暖部

乾薑　大辛而熱逐寒邪而發表溫經燥脾溫而定嘔消痰治冷痹寒痞反胃下痢腹痛癥瘕積脹

煨薑　和中止嘔與大棗並用能行脾胃津液而和榮衛

蓽茇　辛熱除胃冷祛痰下氣治水瀉氣痢虛冷腸鳴嘔吐酸水冷痰噁心痃癖陰疝

吳茱萸　辛苦大熱疏肝開鬱下氣燥濕溫中開腠理逐風寒治少腹作痛嘔逆吞酸痞滿噎膈食積瀉痢陰疝奔豚

溫暖部

冬虫夏草　甘平。保肺益肾，止血化痰，已劳嗽。

乌骨鸡　甘平。益肝肾，退热补虚。治虚劳消渴，带下崩中。

淡菜　甘咸温。补阴分，益阳事，治虚劳伤惫，精血衰少，吐血久痢。

知母　辛苦寒。滑泻肾家有余之火，因而上清肺金，润肾滋阴，消痰定嗽，止渴除烦，利大小便，治蓐劳骨蒸，淋沥白浊。

石龙芮。

温暖部

干姜　大辛而热。逐寒邪而发表温经，燥脾湿而定呕消痰。治冷痹寒痞，反胃下痢腹痛，癥瘕积胀。

煨姜　和中止呕，与大枣并用能行脾胃津液而和荣卫。

荜茇　辛热除胃冷，祛痰下气。治水泻气痢虚冷，肠鸣呕吐酸水，冷痰恶心，痃癖阴疝。

吴茱萸　辛苦大热。疏肝开郁，下气燥湿温中，开腠理，逐风寒。治少腹作痛，呕逆吞酸，痞满噎膈，食积泻痢，阴疝奔豚。

桂心　入心脾血分，補虛寒，宣氣血，治心腹諸痛

胡椒　辛大熱，溫中下氣，快膈消痰，治寒痰食積，除寒腹痛，胃寒吐水。畢澄茄即胡椒之大者，乃一類二種，主治畧同。治痰癖，除疝

川椒　辛大熱有毒，入肺發汗散寒，治風寒咳嗽；入脾暖胃燥濕，消食除脹，治心腹冷痛，吐瀉痰飲水腫；入右腎命門補火，治腎氣上逆，除囊腫滿，除癥殺蚘，乃肢節利机關

丁香　辛溫，溫腎暖胃，壯陽事，暖陰戶，治胃冷壅脹，嘔噦呃逆

白豆蔻　辛熱，行氣暖胃，除寒燥濕，化食寬膨，治吐逆反胃，感寒腹痛

草豆蔻　辛溫香散，暖胃健脾，祛寒燥濕，治寒客胃痛，噎膈反胃，痞滿吐酸

草菓　辛熱，破氣除痰截瘧

肉豆蔻　辛溫氣香，理脾暖胃，逐冷除痰，溫中濇腸，治積冷心腹脹痛，止虛瀉冷痢

細辛　辛溫，散風寒，行水氣，以潤腎燥，治咳嗽上氣，頭痛脊強，鼻淵齒䘌，風眼淚下，倒睫，通精氣，利九竅

荔枝核　溫暖部　甘濇而溫，散寒濕，治㿗疝卵腫

桂心　入心脾血分，补虚寒，宣气血。治心腹诸痛。

胡椒　辛大热。温中下气，快膈消痰。治寒痰食积，阴寒腹痛，胃寒吐水。毕澄茄，即于椒之大者，乃一类二种，主治略同，治痃癖阴疝。

川椒　辛大热，有毒，入肺。发汗散寒。治风寒咳嗽，入脾暖胃，燥湿消食除胀，治心腹冷痛，吐泻痰饮水肿，入右肾命门，补火，治肾气上逆，阴囊肿满，除癥安蚘，行肢节，利机关。

丁香　辛温。温肾暖胃，壮阳事，暖阴户。治胃冷壅胀，呕哕呃逆。

白豆蔻　辛热。行气暖胃，除寒燥湿，化食宽膨。治吐逆，反胃，感寒腹痛。

草豆蔻　辛温香散。暖胃健脾，祛寒燥湿。治寒客胃痛，噎膈反胃，痞满吐酸。

草果　辛热。破气，除痰，截疟。

肉豆蔻　辛温气香。理脾暖胃，逐冷除痰，温中涩肠。治积冷，心腹胀痛，止虚泻冷痢。

细辛　辛温。散风寒，能行水气以润肾燥。治咳嗽上气，头痛脊强，鼻渊齿䘌，风眼泪下，倒睫，通精气，利九窍。

荔枝核　甘涩而温。散寒湿，治癞疝卵肿。

大茴香 辛温暖丹田補腎命治小腸冷氣癫疝除腫

小茴香 辛平理氣開胃亦治寒疝

草烏頭 辛苦大熱搜風勝濕開頑痰治頑瘡以毒攻毒

伏龍肝 辛温調中止血燥濕消腫治咳逆反胃崩帶腸風催生下胎又土火相生之妙功專去濕

仙茅 姜黃 益智子 畢撥 良姜子名紅豆蔻 山柰 艾

烏喙一名兩頭尖

瀉火清熱部

牛黄 甘涼清心瀉熱利痰涼驚通竅辟邪治中風入臟驚癇口噤

犀角 酸苦鹹大寒涼心瀉肝清胃中大熱治傷寒發斑吐血下血畜血發狂痘瘡黑陷消癰化膿定驚明目

羚羊角 苦鹹寒瀉心肝火明目去障祛風舒筋治驚癇搐搦狂越夢魘

黄連瀉火清熱部 大苦大寒入心瀉火退熱除煩燥濕開鬱治熱毒諸痢熱

大茴香　辛温。暖丹田，补肾命。治小肠冷气㿗疝阴肿。

小茴香　辛平。理气开胃，亦治寒疝。

草乌头　辛苦大热。搜风胜湿，开顽痰。治顽疮，以毒攻毒。

伏龙肝　辛温。调中止血，燥湿消肿。治咳逆反胃，崩带肠风，催生下胎，有土火相生之妙，功专去湿。

仙茅、姜黄、益智子、良姜一名红豆蔻、山柰、艾、乌喙一名两头尖。

泻火清热部

牛黄　甘凉。清心泻热，利痰凉惊，通窍辟邪。治中风入脏，惊痫口噤。

犀角　酸苦咸，大寒。凉心泻肝，清胃中大热。治伤寒发斑，吐血下血，畜血发狂，痘疮黑陷，消痈化脓，定惊明目。

羚羊角　苦咸寒。泻心肝火，明目去障，祛风舒筋。治惊痫搐搦，狂越梦魇。

黄连　大苦大寒。入心泻火，退热除烦，燥湿开郁。治热毒诸痢，热

膈噁心痞滿嘈雜吞酸吐酸

黃芩　苦寒入心瀉中焦實火除脾家濕熱治瀉痢腹痛黃疸痞瘍清熱安胎酒炒則上行瀉肺火治上焦風熱濕熱火嗽喉腥目赤腫痛

黃柏　苦寒微辛瀉膀胱相火除濕清熱治骨蒸勞熱目赤耳鳴消渴黃疸熱痢腸風淋瀝白濁諸瘡痛癢

石羔　辛甘而淡為足陽明經大寒之藥入肺並入三焦瀉火清熱發汗解肌生津止渴治傷寒鬱結無汗陽明頭痛陽狂壯熱大渴引飲又為發斑疹之要品

石決明　鹹涼瀉肺肝風熱明目消障亦治勞熱骨蒸

石斛　甘淡微鹹微寒清熱[胃]除熱安神定驚

天花粉　酸甘微苦微寒瀉膈熱化膈[熱]痰解渴潤燥治熱狂時疾胃熱口燥唇乾

鮮生地　味苦微甘大寒入心瀉丙火清燥金平諸血逆涼血消瘀利大小便治吐[衄]崩中熱毒痢疾腸胃如焚瘟疫疸證及諸

瀉火清熱部

大熱大渴引飲

郁恶心痞满，嘈杂吞酸吐酸。

黄芩　苦寒入心。泻中焦实火，除脾家湿热。治澼痢腹痛，黄疸疮疡，清热安胎。酒炒则上行泻肺火，治上焦风热，湿热火嗽喉腥，目赤肿痛。

黄柏　苦寒微辛。泻膀胱相火，除湿清热。治骨蒸劳热，目赤耳鸣，消渴黄疸，热痢肠风，淋沥白浊，诸疮痛痒。

石膏　辛甘而淡，为足阳明经大寒之药，入肺兼入三焦。泻火清热，发汗解肌，生津止渴。治伤寒郁结无汗，阳明头痛，阳狂壮热，大渴引饮，又为发斑疹之要品。

石决明　咸凉。泻肺肝风热，明目消障，亦治劳热骨蒸。

石斛　甘淡微咸微寒。清胃除热，安神定惊。

天花粉　酸甘微苦微寒。泻虚热，化热痰，解渴润燥。治热狂时疾，胃热口燥唇干。

鲜生地　味苦微甘大寒，入心。泻丙火，清燥金，平诸血，逆凉血，消瘀，利大小便。治吐衄崩中，热毒痢疾，肠胃如焚，瘟疫痘证及诸大热大渴引饮。

元精石　鹹溫寒而降　治上盛下虛　陽熱救陰

人中黄　甘寒　入胃清痰火　大解五臟實熱　治陽毒熱狂　痘瘡血熱

　　　　里陷不起

人中白　鹹涼　降火清瘀　治鼻衄肺痿　牙疳口瘡　以穢治穢

秋石　鹹平　滋腎水　潤三焦　退骨蒸　軟堅　降火滋陰　治虛勞熱咳

　　　　嗽白濁遺精

芦根　甘寒　瀉熱止嘔　笋　莖葉　蓬衣

地骨皮　甘淡而寒　降肺中伏火　除肝腎虛熱　能涼血而治五內煩

　　　　熱消渴嗽熱　有汗骨蒸

梔子　苦寒　瀉心肺三焦之火　治熱厥心痛　心煩懊憹不眠　吐衄

　　　　目赤血病崩淋

薄荷　辛能散　涼能清　發汗通竅　消散風熱　清利頭目　治頭痛頭

　　　　風皮膚癮疹驚熱骨蒸　及眼耳咽喉口齒諸病　物咸常用

　　　　清血熱　止血病

連翹　味苦微寒　入心及包絡而瀉火　兼除大腸濕熱　散諸經血

　　　　凝氣聚　消腫排膿　為瘡家聖藥

瀉火清熱部

元精石　咸寒而降。治上盛下虚，泻热救阴。

人中黄　甘寒入胃。清痰火，大解五脏实热。治阳毒热狂，痘疮血热，黑陷不起。

人中白　咸凉。降火清瘀。治肺瘀鼻衄，牙疳口疮，以秽治秽。

秋石　咸平。滋肾水，润三焦，退骨蒸，软坚块，降火滋阴。治虚劳咳嗽，白浊遗精。

芦根　甘寒。泻热止呕。笋茎叶、蓬茇。

地骨皮　甘淡而寒。降肺中伏火，除肝肾虚热，能凉血而治五内烦热消渴，潮热有汗骨蒸。

栀子　苦寒。泻心肺三焦之火。治热厥心痛，心烦懊侬不眠，吐衄目赤，血痢崩淋。

薄荷　辛能散，凉能清，发汗通窍，消散风热，清利头目。治头痛头风，皮肤瘾疹，惊热骨蒸及眼耳咽喉口齿诸病。炒成炭用清血热，止血痢。

连乔[1]　味苦微寒。入心及包络而泻火，兼除大肠湿热，散诸经血淤[2]气聚，消肿挑脓，为疮家圣药。

① 乔：当作“翘”。
② 淤：当作“瘀”。

青蒿　苦寒入肝胆血分治骨（劳）瘦骨蒸蓐劳血（虚）热久疟久痢虚烦
盗汗明目清暑

大力子　辛苦寒泻热散结除风宣肺气清咽喉理痰嗽行十二经
散诸肿疮疡之毒

茅根　甘寒入心脾胃三经泻火清热凉血消瘀治吐衄诸血伤
寒哕逆肺热喘急内热烦渴　花止鼻衄

荷叶　苦平升发脾胃阳气并清肺与大肠之热散瘀血治泻痢
荷梗清暑通气荷蒂止泻痢

绿豆　甘寒行十二经清热解毒除烦止渴利小便以治胀厚肠
胃以和脾

白藊豆　甘平健脾和胃清暑除湿止呕渴止泻

甘蔗　甘微寒清（胃）热除热止渴润燥治呕哕反胃牙関活血大便
燥结

竹茹　甘微寒开胃郁清肺燥凉血除热治上焦烦热胃热呕哕

竹叶　辛淡甘寒除上焦风邪烦热凉心止渴

青黛　咸寒色青泻肝散五脏郁火解中下焦蓄蕴风热敷痈疮

泻火清热部

青蒿　苦寒，入肝胆血分。治劳瘦，骨蒸蓐劳，虚热久疟久痢，虚烦盗汗，明目清暑。

大力子　辛苦寒。泻热散结，除风宣肺气，清咽喉，理痰嗽，行十二经，散诸种疮疡之毒。

茅根　甘寒，入心脾胃三经。泻火清热，凉血消瘀。治吐衄诸血，伤寒哕逆，肺热喘急，内热烦渴。花止鼻衄。

荷叶　苦平。升发脾胃阳气，兼清肺与大肠之热，散瘀血，治泻痢。荷梗清暑通气，荷蒂止泻痢。

绿豆　甘寒。行十二经，清热解毒，除烦止渴，利小便以治胀，厚肠胃以和脾。

白扁豆　甘平。健脾和胃，消暑除湿，止渴止泻。

甘蔗　甘微寒。清胃除热，止渴润燥。治呕哕反胃，牙关流血，大便燥结。

竹茹　甘微寒。开胃郁，清肺燥，凉血除热。治上焦烦热，胃热呕恶。

竹叶　辛淡甘寒。除上焦风邪烦热，凉心止渴。

青黛　咸寒。色青泻肝，散五脏郁火，解中下焦蓄蕴风热，敷痈疮

蛇犬毒

木瓜 大毒 小毒 吴盐 酸浆 苦丁茶

表部

麻黄 辛苦溫入足太陽而為肺家專藥發汗解肌去營中寒邪利九竅開毛孔治傷寒風傷衛重劑

桂枝 辛甘而溫入太陰肺太陽膀胱經溫經通脉發汗解肌治傷風頭痛傷寒自汗調和榮衛使邪從汗出而汗自止亦治手足痛風

葛根 辛甘而平入足陽明經能鼓胃氣上行兼入脾開腠發汗解肌退熱為治清氣下陷泄瀉之聖藥療血痢腸風溫瘧

蛇犬毒。

水苏、大青、小青、吴盐、酸浆、苦丁茶。

表　部

麻黄　辛苦温。入足太阳而为肺家专药。发汗解肌，去营中寒邪，利九窍，开毛孔。治伤寒风伤卫重剂。

桂枝　辛甘而温，入太阴肺、太阳膀胱经。温经通脉，发汗解肌。治伤风头痛，伤寒自汗，调和荣卫，使邪从汗出而汗自止，亦治手足痛风。

葛根　辛甘而平，入足阳明经。能鼓胃气上行，兼入脾，开腠发汗，解肌退热，为治清气下陷，泄泻之圣药。疗血痢，肠风，温疟，

痘疹

荆芥　辛苦溫升而散入肝經氣分兼行血氣分發表散風理血
清頭目治中風口噤吐衄腸風血痢產風血運瘰癧瘡
腫清熱散瘀為風病血病瘡家聖藥治血炒黑用

防風　辛甘微溫發表去風勝濕散頭目滯氣逐經絡留濕治上
焦風邪頭痛目眩脊痛項强周身盡痛

柴胡　苦微寒足少陽膽經藥也能升清氣上行而平肝膽之邪
熱發表和裡退熱解鬱為治諸瘧寒熱之君藥

升麻　辛甘微苦為脾胃之引經藥升發火鬱能升清氣上行治
中氣下陷下痢後重久泄脫肛

前胡　辛甘苦寒瀉肺下氣降火消痰解風寒除實熱治痰熱哮喘
咳嗽嘔逆

桑葉　苦甘而涼清燥涼血散風明目

紫蘇　辛溫利肺下氣發汗解肌去風散寒　蘇梗解表發汗順
氣安胎

桔梗　辛苦平入肺瀉熱開提氣血表散寒邪清利頭目咽喉治

表部

痘疹。

荆芥　辛苦温香而散，入肝经气分，兼行血分。发表散风，理血清头目。治中风口噤，吐衄，肠风血痢，产风血运，瘰疬疮肿，清热散瘀，为风病、血病、疮家圣药。治血炒黑用。

防风　辛甘微温。发表去风胜湿，散头目滞气，逐经络留湿。治上焦风邪，头痛目眩，脊痛项强，周身尽痛。

柴胡　苦微寒，足少阳胆经药也。能升清气上行而平肝胆之邪热，发表和里，退热解郁，为治诸疟寒热之君药。

升麻　辛甘微苦，为脾胃之引经药。升散火郁，能升清气，上行治中气下陷，下痢后重，久泄脱肛。

前胡　辛甘苦寒。泻肺下气，降火消痰，解风寒，除实热。治痰热哮喘，咳嗽呕逆。

桑叶　苦甘而凉。清燥凉血，散风明目。

紫苏　辛温。利肺，下气发汗，解肌，去风散寒。苏梗解表发汗，顺气安胎。

桔梗　辛苦平，入肺泻热。开提气血，表散寒邪，清利头目咽喉。治

鼻塞目赤喉痹咽痛肺癰乾咳能載藥上浮

蔓荊子　辛苦平散上部風邪治頭痛腦鳴目痛齒痛頭面風虛之症

白芷　辛温芳香入胃大腸肺通竅發汗散風燥濕治頭目昏痛牙痛鼻淵目癢淚出皮膚燥癢三經風熱之病及腸風痔瘻瘡疽疥瘍三經濕熱之病活血排膿生肌止痛

豆豉　苦寒發汗解肌除煩清熱

香薷　辛温香行水而主肺為清陰暑之主藥

葱白　辛散而平發汗解肌通陽活血利耳鳴通小便

生姜　大辛而温發表散寒開痰止嘔治傷寒頭痛傷風鼻塞咳逆嘔噦胸壅痰膈寒痛濕瀉

白薇

表部

鼻塞目赤，喉痹咽痛，肺痈干咳，能载药上浮。

蔓荆子　辛苦平。散上部风邪。治头痛脑鸣，目痛齿痛，头面风虚之症。

白芷　辛温芳香，入胃、大肠、肺。通窍发汗，散风燥湿。治头目昏痛、牙痛鼻渊、目痒泪出、皮肤燥痒、三经风热之病及肠风痔瘘、痈疽疮疡、三经湿热之病，活血挑脓，生肌止痛。

豆豉　苦寒。发汗，解肌除烦，清热。

香薷　辛温。属金水而主肺，为清阴暑之主药。

葱白　辛散而平。发汗解肌，通阳活血，利耳鸣，通小便。

生姜　大辛而温。发表散寒，开痰止呕。治伤寒头痛，伤风鼻塞，咳逆呕哕，胸壅痰膈，寒痛湿泻。

白薇。

痰部

天南星　辛苦溫（有毒）除風痰燥濕散血　能攻積拔腫　為肝脾肺三經之藥　治驚搐（癇）風眩身強口噤　破結墮胎

半夏　辛溫有毒　通除陽燥濕痰　下逆氣止煩嘔　發表開鬱散痞　除癭　治痰厥不眠　反胃吐食　為化濕痰之主藥　所治最多　莫犯脾濕之證

青礞石　甘鹹重墜　平肝下氣　為治頑痰癖結之神藥　硝石煅用

殭蚕　鹹辛平　入肺肝胃三經　去風化痰　散結　治中風失音喉痹

痰部

痰　部

天南星　辛苦温，有毒。逐风痰，燥湿散血，能攻积拔肿，为肝脾肺三经之药。治惊痫风眩，身强口噤，破结堕胎。

半夏　辛温，有毒。通阴阳，燥湿痰，下逆气，止烦呕，发表开郁，散痞除瘿。治痰疟不眠，反胃吐食，为化温痰之主药。所治最多莫非脾湿之证。

青礞石　甘咸重坠。平肝下气，为治顽痰癖结之神药，硝石制用。

僵蚕　咸辛平，入肺肝胃三经。去风化痰散结。治中风失音，喉痹

咽腫瘰癧結核

白芥子　辛溫入肺通行經絡發汗散寒寬中開胃利氣豁痰治老人痰嗽喘滿

萊菔子　辛溫利氣除痰寬腸消食治痰嗽喘滿

蘇子　辛溫消痰降氣利膈滑腸潤心肺止喘嗽

姜汁　大辛而溫開痰救暴卒

竹瀝　甘苦寒滑豁痰降火治中風口噤痰迷大熱風痙癲狂痰在經絡四肢非此不能達行

天竹黃　甘微寒涼心經熱利竅豁痰鎮肝明目功同竹瀝而性和緩治中風不語小兒客忤驚悸

杏仁　辛苦甘溫潤肺降氣化痰解肌除風散寒滑腸潤燥治上焦風燥咳逆上氣煩熱喘促　發散連皮尖用

巴旦杏仁　甘平潤肺下氣化痰止咳嗽

川貝　辛甘微寒潤心肺化燥痰散結除熱治虛勞煩熱咳嗽上氣吐血咯血肺痿肺癰喉痹癭瘤產難乳閉　象貝形大味苦去時感風痰

痰部

咽肿，瘰疬结核。

白芥子　辛温，入肺。通行经络，发汗散寒，宽中开胃，利气豁痰。治老人痰嗽喘满。

莱菔子　辛温。利气除痰，宽膨消食。治痰嗽喘满。

苏子　辛温。消痰降气，利膈滑肠，润心肺，止喘嗽。

姜汁　大辛而温。开痰救暴卒。

竹沥　甘苦寒。滑豁痰，降火。治中风口噤，痰逆大热，风痉癫狂，痰在经络四肢，非此不能逆行。

天竹黄　甘微寒。凉心泻热，利窍豁痰，镇肝明目，功同竹沥，而性和缓。治中风不语，小儿客忤惊悸。

杏仁　辛苦甘温。泻肺降气，化痰解肌，除风散寒，滑肠润燥。治上焦风燥，咳逆上气，烦热喘促。发散连皮尖用。

巴旦杏仁　甘平。润肺下气，化痰止咳。

川贝　辛甘微寒。润心肺，化燥痰，散结除热。治虚劳烦热，咳嗽上气，吐血咯血，肺痿肺痈，喉痹瘿瘤，产难乳闭。象贝形大，味苦，去时感风痰。

瓜蔞仁　甘苦寒潤肺能清上焦之火化熱痰使痰氣下降為治嗽
要藥又能蕩滌胸中鬱熱垢膩治結胸熱痛清咽滑腸治
上焦用皮治中焦用仁

海蛤粉　鹹寒善除清咽化痰軟堅與牡蠣同功

風部

虎骨　辛温追風健骨定痛辟邪治風痺拘攣疼痛驚悸癲癇

蝎梢　甘辛治諸風眩掉驚癇搐掣口眼喎斜厥陰風木之病

羌活　辛苦温入足太陽以理游風治風濕相痛剛痙柔痙中風
不語散肌表八風之邪利周身百節之痛

獨活　辛苦微温入足少陰氣分以理伏風兼能去濕治奔豚濕
痺

威靈仙　辛鹹氣温行氣祛風宣疏五臟通行十二經絡風

風部

瓜蒌[1]仁　甘苦寒。润肺，能清上焦之火，化热痰，使痰气下降，为治嗽要药。又能荡涤胸中郁热垢腻。治结胸热痢，清咽滑肠。治上焦用皮，治中焦用仁。

海蛤粉　咸寒。养阴清咽，化痰软坚，与牡蛎同功。

风　部

虎骨　辛温。追风健骨，定痛辟邪。治风痹，拘挛疼痛，惊悸癫痫。

蝎梢　甘辛。治诸风眩掉，惊痫搐掣，口眼㖞斜，厥阴风木之病。

羌活　辛苦温，入足太阳以理游风。治风湿头痛，刚痉柔痉，中风不语，散肌表八风之邪，利周身百节之痛。

独活　辛苦微温，入足少阴气分以理伏风，兼能去湿。治奔豚湿痹。

威灵仙　辛咸气温。行气，祛风，截疟，能宣疏五脏，通行十二经络，风

① 娄：当作“蒌”。

藁本　藥之善走者也治中風病風
辛温为太陽经風藥寒鬱本经頭痛連腦者必用之又能
下行去寒湿

天麻　辛温入肝经氣分通血脉疏痰氣治诸風眩掉頭旋眼黑
語言不遂風寒湿痹

蝉衣　其味甘寒其氣清虚故散風热其性善蜕故退目翳催生
下胞其蜕为壳故治皮膚瘡瘍瘾疹其声清亮故治中風
失音又晝鳴夜息故止小兒夜啼

钩藤钩　甘微苦寒除心热平肝風定驚舒筋治大人頭旋目眩小
兒驚啼瘛瘲客忤胎風

刺蒺藜　辛苦温疏肝風瀉肺氣破血催生

風部

药之善走者也。治中风痛风。

藁本　辛温，为太阳经风药。寒郁本经头痛连脑者必用之，又能下行去寒湿。

天麻　辛温。入肝经气分，通血脉，疏痰气。治诸风眩掉，头旋眼黑，语言不遂，风寒湿痹。

蝉衣　其味甘寒。其气清虚，故散风热，其性善蜕，故退目翳，催生下胞。其蜕为壳，故治皮肤疮疡瘾疹，其声清亮，故治中风失音，又昼鸣夜息，故止小儿夜啼。

钩藤钩　甘微苦寒。除心热，平肝风，定惊舒筋。治大人头旋目眩，小儿惊啼、瘛疭、客忤胎风。

刺蒺藜　辛苦温。疏肝风，泻肺气，破血催生。

湿部

蒼术　苦温辛烈健脾燥湿升胃陽止吐瀉逐痰水消腫満解六鬱

茵陳　苦寒入足太陽经發汗利水以泄脾胃经之湿热為治黄疸之君藥

豬苓　甘苦平入膀胱胃经開腠發汗利湿行水与茯苓同而泄较甚治腫脹湿痢

澤瀉　甘鹹微寒入膀胱利小便瀉胃经之火邪功专利湿行水

湿部

湿　部

苍术　苦温辛烈。健脾燥湿，升胃阳，止吐泻，逐痰水，消肿满，解六郁。

茵陈　苦寒，入足太阳经。发汗利水以泄脾胃经之湿热，为治黄疸之君药。

猪苓　甘苦平，入膀胱、肾经。开腠发汗，利湿行水，与茯苓同而泄较甚，治肿胀泻痢。

泽泻　甘咸微寒，入膀胱。利小便，泻肾经之火邪，功专利湿行水。

治嘔吐濕病腫脹脚氣一切濕熱之病

防己　苦寒大辛太陽膀胱經藥能行十二經濕下焦血分濕熱通九竅利二便治膀胱火邪熱氣脚氣水腫

萆薢　甘苦平入足陽明厥陰祛風去濕以固下焦治風寒濕痺膀胱宿水莖痛遺溺

苡仁　甘淡微寒而屬土陽明藥也健脾益胃滲濕行水治水腫脚氣泄痢熱淋益土所以生金故補肺清熱治肺痿肺癰咳吐膿血

茯苓　甘平淡滲清肺瀉熱而下通膀胱利水（濕行）寧心益脾

赤苓　入心小腸血分專利濕熱

苦參　大苦大寒入胃瀉濕熱消癰解毒治熱痢血痢腸風瀉血溺赤黃疸大風疥癩眉脱

龍胆草　大苦大寒入肝胆而瀉火兼入膀胱腎經除下焦濕熱與防己同功酒浸亦能上行治赤睛努肉

金鈴子　苦寒瀉小腸膀胱濕熱殺虫治疝

濕部

治呕吐泻痢，肿胀脚气，一切湿热之病。

防己　苦寒大辛。太阳膀胱经药，能行十二经，泻下焦血分湿热，通九窍，利二便。治膀胱火邪，热气脚气水肿。

萆薢　甘苦平，入足阳明、厥阴。祛风去湿以固下焦。治风寒湿痹，膀胱宿水，茎痛遗浊。

苡仁　甘淡微寒而属土，阳明药也。健脾益胃，渗湿行水。治水肿脚气，泄痢热淋，益土所以生金，故补肺清热，治肺痿肺痈，咳吐脓血。

茯苓　甘平。淡渗清肺，泻热而下通膀胱，利湿行水，宁心益脾。

赤苓　入心、小肠血分。专利湿热。

苦参　大苦大寒，入肾。泻湿热，消痈解毒。治热痢血痢，肠风泻血，溺赤黄疸，大风疥癞眉脱。

龙胆草　大苦大寒，入肝胆而泻火，兼入膀胱肾经。除下焦湿热，与防己同功。酒浸亦能上行，治赤睛弩[①] 肉。

金铃子　苦寒。泻小肠膀胱湿热，杀虫治疝。

① 弩：当作“胬”。

肺部

桑皮　甘辛而寒泻肺火利二便下氣行水止嗽清痰治肺热喘满热渴水腫

紫菀　辛苦温润肺下氣化痰治咳逆上氣咳吐膿血肺经虚热

款冬花　辛温润肺化痰止嗽治咳逆上氣喘渴喉痹肺痿肺癰为治嗽要藥

百部　甘苦微温能润肺温肺治寒嗽殺诸虫藥性賦謂其能清肺热費氏用以治肺癰未知孰是

肺　部

桑皮　甘辛而寒。泻肺火，利二便，下气行水，止嗽清痰。治肺热喘满，热渴水肿。

紫菀　辛苦温。润肺下气化痰。治咳逆上气，咳吐脓血，肺经虚热。

款冬花　辛温。润肺化痰止嗽。治咳逆上气，喘渴喉痹，肺痿肺痈，为治嗽要药。

百部　甘苦微温。能润肺温肺。治寒嗽，杀诸虫，《药性赋》谓其能清肺热，费氏用以治肺痈，未知孰是。

馬兜鈴　辛苦寒入肺清肺熱瀉肺氣治痰嗽喘促血痔瘻瘡肺大腸經熱

馬勃　辛平清肺解熱散血止嗽治喉痹咽痛鼻衄失音

白前　辛甘微寒瀉肺氣降氣下痰止嗽治肺氣壅實胸膈逆滿

白芨　辛苦平濇入肺逐瘀生新止吐衄肺損者能復生之令人肌滑

白石英　辛甘微温潤肺治肺痿吐膿咳逆上氣

百合　甘平潤肺寧心清熱止嗽利二便

枇杷葉　苦平清肺下氣降火消痰治肺熱久嗽

橄欖　甘濇酸平清肺氣利咽喉生津解酒軟魚骨哽

梨　甘寒微酸涼心潤肺利小大腸止嗽消痰清喉降火解渴潤燥

鳳凰卵

肺部

马兜铃　辛苦寒，入肺。清肺热，泻肺气。治痰嗽喘促，血痔瘘疮，肺大肠经热。

马勃　辛平。清肺解热，散血止嗽。治喉痹咽痛，鼻衄，失音。

白前　辛甘微寒。泻肺降气，下痰止嗽。治肺气壅实，胸膈逆满。

白芨　辛苦平涩，入肺。逐瘀生新，止吐衄。肺损者能复生之，令人肌滑。

白石英　辛甘微温。润肺。治肺痿吐脓，咳逆上气。

百合　甘平。润肺宁心，清热止嗽，利二便。

枇杷叶　苦平。清肺下气，降火消痰。治肺热久嗽。

橄榄　甘涩酸平。清肺气，利咽喉，生津解酒，软鱼骨哽[1]。

梨　甘寒微酸。凉心润肺，利小大肠，止嗽消痰，清喉降火，解渴润燥。

鼠曲草。

① 哽：当作“鲠”。

肝腎部

何首烏　甘苦濇補益肝腎養血去風濇精氣強陽事療久瘧痔疝為添補良藥　忌蘿蔔猪血無鱗鐵

枸杞子　甘微温添肝補腎生精助陽補虛勞強筋骨養營除煩去風明目滑大小便

菟絲子　辛甘而温補足三陰益精強陽去風明目治五勞七傷溺有餘瀝寒精自出助筋脈益氣力為調元上品

覆盆子 肝腎部　甘酸而温益腎固精補肝明目起陽痿縮小便

肝肾部

何首乌　甘苦温。补益肝肾，养血去风，涩精气，强阳事。疗久疟痔疝，为滋补良药。其藤名夜交，治夜寐不酣。

枸杞子　甘微温。滋肝补肾，生精助阳，补虚劳，强筋骨，养营除烦，去风明目，滑大小便。

菟丝子　辛甘而温，补足三阴。益精强阳，去风明目。治五劳七伤，溺有余沥，寒精自出，助筋脉，益气力，为调元上品。

覆盆子　甘酸而温。益肾固精，补肝明目，起阳痿，缩小便。

杜仲　甘温微辛入肝經氣分補肝腎强筋骨治腰膝痠痛胎漏胎墜

續斷　辛苦微温補肝腎强筋骨通血脉散瘀血暖子宫缩小便止遺洩治腰痛胎漏崩帶

牛膝　酒蒸甘酸而温通下行益肝腎强筋骨治腰膝骨痛足痿筋攣生用苦酸而平散恶血破癥瘕结治淋痛尿血經閉產難

金毛脊　甘苦温補益肝腎除風寒濕强机關健筋骨治脚弱腰痛

沙苑　苦温補腎强陰固精明目又能納氣歸腎治氣虚喘促帶下遺精

山茱萸　酸濇微温補腎固精温肝逐風益陰强陽暖腰膝缩小便治耳鳴耳聾月事過多

桑螵蛸　甘鹹平入肝腎命门益精固腎治虚損除痿夢遺白濁血崩腰痛通五淋缩小便

桑寄生　苦甘堅腎益血助筋骨而利關節和血脉而除痺痛

旱蓮草（味在血部）（肝腎部）　甘酸而寒補腎益血凉血而止血　在血部

杜仲　甘温微辛。入肝经气分。补肝肾，强筋骨。治腰膝酸痛，胎漏胎堕。

续断　辛苦微温。补肝肾，强筋骨，通血脉，散瘀血，暖子宫，缩小便，止遗泄。治腰痛，胎漏，崩带。

牛膝　酒蒸甘酸而温。通下行，益肝肾，强筋骨。治腰膝骨痛，足痿筋挛。生用苦酸而平，散恶血，破癥结。治淋痛，尿血，经闭，产难。

金毛脊　甘苦温。补益肝肾，除风寒温，强机关，健筋骨。治脚弱腰痛。

沙苑　苦温。补肾强阴，固精明目，又能纳气归肾。治气虚喘促，带下遗精。

山茱萸　酸涩微温。补肾固精，温肝逐风，益阴强阳，暖腰膝，缩小便。治耳鸣，耳聋，月事过多。

桑螵蛸　甘咸平，入肝肾命门。益精固肾。治虚损阴痿，梦遗白浊，血崩腰痛，通五淋，缩小便。

桑寄生　苦甘。坚肾益血，助筋骨而利关节，和血脉而除痹痛。

旱莲草　甘酸而寒。补肾益血，凉血而止血（在血部）。

黑大豆　甘寒属水补肾明目利水

海参　甘鹹温補腎益精壯陽療痿

重鎮安神部

金　辛平重鎮心肝安魂魄

真珠　甘鹹寒入心肝二经鎮心安魂定驚消热墜痰拔毒收口生肌

琥珀　甘平入心肝血分通塞消瘀從鎮墜藥則安心神定魂魄療癫邪從淡滲藥則能利竅以水通小便治五淋又能明目磨翳

硃砂　甘凉體陽性陰瀉心经邪热鎮心定驚祛風解毒

重鎮安神部

黑大豆　甘寒。属水补肾，明目利水。

海参　甘咸温。补肾益精，壮阳疗痿。

重镇安神部

金　辛平。重镇心肝，安魂魄。

真珠　甘咸寒，入心肝二经。镇心安魂，定惊泻热，坠痰拔毒，收口生肌。

琥珀　甘平，入心肝血分。通塞消瘀，从镇坠药则安心神，定魂魄，疗癫邪；从淡渗药则利窍行水，通小便。治五淋，又能明目磨翳。

朱砂　甘凉，体阳性阴。泻心经邪热，镇心定惊，祛风解毒。

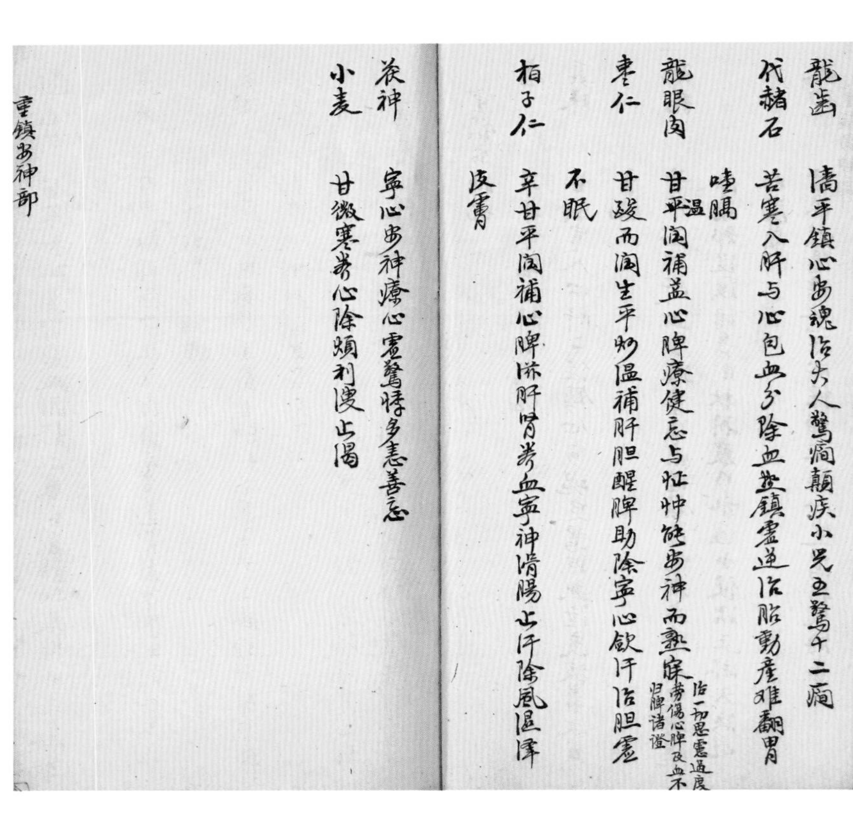

龍齒　濇平鎮心安魂治大人驚癇癲疾小兒五驚十二癇

代赭石　苦寒入肝與心包血分除血熱鎮虛逆治胎動產難翻胃噎膈

龍眼肉　甘平温潤補益心脾療健忘與怔忡能安神而熟寐（治一切思慮過度勞傷心脾及血不歸脾諸證）

棗仁　甘酸而潤生平炒温補肝胆醒脾助陰寧心斂汗治胆虛不眠

柏子仁　辛甘平潤補心脾滋肝腎養血寧神滑腸止汗除風濕澤皮膚

茯神　寧心安神療心虛驚悸多恚善忘

小麥　甘微寒養心除煩利溲止渴

重鎮安神部

龙齿　涩平。镇心安魂。治大人惊痫颠疾，小儿五惊十二痫。

代赭石　苦寒，入肝与心包血分。除血热，镇虚逆。治胎动，产难，翻胃，噎膈。

龙眼肉　甘温。润补益心脾，疗健忘与怔忡，能安神而熟寐。治一切思虑过度，劳伤心脾及血不归脾诸证。

枣仁　甘酸而润，生平炒温。补肝胆，醒脾助阴，宁心敛汗。治胆虚不眠。

柏子仁　辛甘平润。补心脾，滋肝肾养血，宁神滑肠，止汗，除风湿，泽皮肤。

茯神　宁心安神，疗心虚、惊悸、多恚、善忘。

小麦　甘微寒，养心除烦，利溲止渴。

濇歛部

龍骨　甘濇平入心肝腎能收歛浮越之(正)氣濇腸固精鎮驚止汗
治多夢紛紜崩帶滑精脫肛

牡蠣　鹹微寒化痰軟堅清熱補水濇腸固精止嗽歛汗消瘰癧
結核治虛勞煩熱遺精崩帶

芡實　甘平補脾固腎助氣濇精治夢遺滑精帶濁泄瀉小便不
禁

蓮蕊鬚　甘平清心通腎益血濇精止夢洩遺精吐崩諸血与蓮子

濇歛部

涩敛部

龙骨　甘涩平，入心肝肾。能收敛浮越之正气，涩肠固精，镇惊止汗。治多梦纷纭，崩带滑精脱肛。

牡蛎　咸微寒。化痰软坚，清热补水，涩肠固精，止嗽敛汗，消瘰疬结核。治虚劳烦热，遗精崩带。

芡实　甘平。补脾固肾，助气涩精。治梦遗滑精，带浊泄泻，小便不禁。

莲蕊须　甘平。清心通肾，益血涩精，止梦泄遗精，吐崩诸血。与莲子

略同

金櫻子 酸平濇精固腸治滑精泄痢便數

赤石脂 甘酸溫能收濕止血而濇大小腸療腸澼泄痢

禹餘糧 甘平入胃大腸血分濇腸止痢

五倍子 酸濇鹹寒斂肺降火止嗽止血斂汗住渴療下血脫肛子腸墜下

五味子 性溫五味俱備酸鹹爲多斂肺氣滋腎水濇精強陰補虛明目斂汗住渴寧嗽定喘收耗散之氣瞳子散大

訶子 苦溫酸濇消痰降氣斂肺濇腸治寒嗽喘急瀉痢脫肛腸風崩帶

烏梅 酸濇而溫脾肺血分之果濇腸斂肺止血生津治久嗽瀉痢下血血崩又能止痛

海螵蛸 鹹溫入肝腎血分止赤帶下亦療崩漏

蓮子 甘平補心脾腎濇精固腸治脾泄久痢白濁夢遺女人崩帶一切血病

銀杏 甘苦收濇斂肺益氣定痰哮斂喘嗽縮小便止帶濁

濇斂部

略同。

金樱子　酸平涩。精固肠。治滑精，泄痢，便数。

赤石脂　甘酸温。能收湿止血而涩大小肠，疗肠澼泄痢。

禹余粮　甘平，入胃、大肠、血分。涩肠止痢。

五倍子　酸涩咸寒。敛肺降火，止嗽止血，敛汗住泻，疗下血，脱肛，子肠坠下。

五味子　性温，五味俱备，酸咸为多。敛肺气，滋肾水，涩精强阴，补虚明目，敛汗住泻，宁嗽定喘，收耗散之气，瞳子散大。

诃子　苦温酸涩。消痰泻气，敛肺涩肠。治寒嗽喘急，泻痢脱肛，肠风崩带。

乌梅　酸涩而温，脾肺血分之果。涩肠敛肺，止血生津。治久嗽泻痢，下血血崩，又能止痛。

海螵蛸　咸温，入肝肾血分。专止带下，亦疗崩漏。

莲子　甘平。补心脾肾，涩精固肠。治脾泄久痢，白浊梦遗，女人崩带，一切血病。

银杏　甘苦。收涩敛肺，益气，定痰哮，敛喘嗽，缩小便，止带浊。

木瓜　酸濇温和脾化食斂肺伐肝舒筋络去湿热治霍乱转筋
湿病脚氣腰足無力

浮小麦　鹹凉止虚汗盗汗退劳热骨蒸

峻下部

大黄　大苦大寒入脾胃肝心包大腸血分大泻一切实热下有形積滞用以蕩滌腸胃推陈致新

芒硝　辛苦鹹大寒大泻滌（蕩）腸胃实热润燥软坚推陈致新治一切邪实深固闭结不通者

元明粉　辛甘鹹冷去胃中实热蕩腸中宿垢润燥软坚

巴豆　辛而大热大泻专去臟腑沉寒最为斩関奪门之将用竅
宣滞殺虫墮胎

峻下部

木瓜　酸涩温。和脾化食，敛肺伐肝，舒筋络，去湿热。治霍乱转筋，泻痢脚气，腰足无力。

浮小麦　咸凉。止虚汗盗汗，退劳热骨蒸。

峻下部

大黄　大苦大寒，入脾胃、肝、心包、大肠血分。大泻一切实热，下有形积滞，用以荡涤肠胃，能推陈致新。

芒硝　辛苦咸。大寒大泻，能涤荡肠胃实热，润燥软坚，推陈致新。治一切邪实深固，闭结不通者。

元明粉　辛甘咸冷。去胃中实热，荡肠中宿垢，润燥软坚。

巴豆　辛而大热大泻。专去脏腑沉寒，最为斩关夺门之将，开窍宣滞，杀虫烂胎。

牽牛　辛熱入肺經大腸氣分濕熱達右腎命門通下焦鬱遏治大腸風秘氣秘通大小便逐水消痰殺蟲墮胎

行水部

甘遂　苦寒瀉經隧水濕直達水氣所結之處為下水之聖藥治十二種水大腹脹（腫）滿

大戟　辛苦寒有毒瀉臟腑水濕治十二種水腹滿急痛積聚逐痰

芫花　苦溫去水飲痰癖療五水在五臟

大腹皮　辛溫和脾泄肺下氣寬胸行水通大小腸治水腫脚氣痞脹痰膈

茯苓皮　專行水治水腫膚脹

行水部

牵牛　辛热，入肺经。大泻气分湿热，达右肾命门，通下焦郁遏。治大肠风秘，气秘，通大小便，逐水消痰，杀虫坠胎。

行水部

甘遂　苦寒。泻经隧水湿，直达水气所结之处，为下水之圣药。治十二种水，大腹肿满。

大戟　辛苦寒。专泻脏腑水湿。治十二种水，腹满急痛，泻火逐痰。

芫花　苦温。去水饮痰癖，疗五水在五脏。

大腹皮　辛温。和脾，泄肺下气，宽胸行水，通大小肠。治水肿，脚气痞胀，痰膈。

茯苓皮　专行水。治水肿肤胀。

薑皮　辛涼和脾行水治浮腫脹滿

椒目　苦辛小毒專行水道不行穀道消水蠱除脹定喘

商陸

潤腸利便部

大麻仁　甘平滑腸潤燥通乳催生

胡麻　甘平益肝腎潤五臟填精髓烏鬚髮活血療風滑腸明目

滑石　淡寒而滑入肺清其化源而下走膀胱利竅行水滲濕消暑熱治中暑積熱淋閉熱痢為蕩熱滲濕之要藥

木通　辛甘微平淡降心火清肺熱下通大小腸膀胱導諸濕熱由小便出治胸中煩熱大渴引飲舌乾咽痛淋瀝不通除煩退熱通乳催生

潤腸利便部

姜皮　辛凉。和脾行水，治浮肿胀满。

椒目　苦辛小毒。专行水道，不行谷道，消水蛊，除胀定喘。

商陆。

润肠利溲部

大麻仁　甘平。滑肠润燥，通乳催生。

胡麻　甘平。益肝肾，润五脏，填精髓，乌须发，活血疗风，滑肠明目。

滑石　淡寒而滑，入肺。清火化源而下走膀胱，利窍行水，渗湿泻热。治中暑积热，淋闭热痢，为荡热除湿之要药。

木通　辛甘平淡。降心火，清肺热，下通大小肠、膀胱，导诸湿热由小便出。治胸中烦热，大渴引饮，舌干咽痛，淋沥不通，除烦退热，通乳催生。

海金沙　甘寒淡滲除小腸膀胱血分濕熱治五淋莖痛

冬葵子　甘寒淡滑潤燥利竅通二便消水腫下乳滑胎

地膚子　甘苦寒入膀胱而除熱利小便而通淋　葉作浴湯去皮膚風熱

瞿麥　苦寒降心火利小腸逐膀胱邪熱為治淋要藥

車前子　甘寒清肺肝風熱滲膀胱濕熱利水竅以固精竅治五淋暑濕瀉痢目赤障翳　車前草甘寒瀉熱涼血通淋明目

通草　味淡氣寒入肺胃經通氣上達而下乳汁引熱下行而利小便治五淋水腫

冬瓜　甘寒瀉脾濕熱利二便消水腫　子補肝明目

燈心　甘淡微寒清心火利小腸通氣止血治五淋水腫

淡竹葉　甘淡寒利小便小便利則心火因之而清故能益除煩熱　春生冬枯其莖橫生長不過數寸柔莖綠葉無枝儼如秋竹實非類也肆人每以竹葉混淆即醫者亦罕能明辨故特詳載之　逸山注

萹蓄

潤腸利便部

海金沙　甘寒淡渗。除小肠、膀胱血分湿热。治五淋茎痛。

冬葵子　甘寒淡滑。润燥利窍，通二便，消水肿，下乳滑胎。

地肤子　甘苦寒，入膀胱而除热，利小便而通淋。叶作浴汤，去皮肤风热。

瞿麦　苦寒。降心火，利小肠，逐膀胱邪热，为治淋要药。

车前子　甘寒。清肺肝风热，渗膀胱湿热，利水窍以固精窍。治五淋，暑湿泻痢，目赤障翳。车前草，甘寒，泻热凉血，通淋明目。

通草　味淡气寒，入肺胃经。通气上达而下乳汁，引热下行而利小便。治五淋，水肿。

冬衣　甘寒。醒脾泻热，利二便，消水肿。子补肝明目。

灯心　甘淡微寒。清心火，利小肠，通气止血。治五淋水肿。

淡竹叶　甘淡寒。利小便，小便利则心火因之而清，故能兼除烦热。春生冬枯，其茎横生，长不过数寸，紫茎绿叶，无枝俨如秋竹，实草类也。肆人每以竹叶混淆，即医者亦罕能明辨，故特详载之。逸山注。

扁蓄。

明目部

炉甘石　甘温，足阳明经药，止血消肿，收湿除烂，退赤去翳，为目疾要药

谷精草　辛温，功善明目退翳

青葙子　味苦微寒，除风热，治一切目疾　即草决明

决明子　甘苦咸平，祛风热，治青盲内障，翳膜遮睛，赤肿眶烂泪出羞明

蕤仁　甘微寒，消风清热，和肝明目，治翳膜赤筋，眦伤泪出

明目部

明目部

炉甘石　甘温，足阳明经。叶止血消肿，收湿除烂，退赤去翳，为目疾要药。

谷精草　辛温。功善明目退翳。

青葙子　味苦微寒。除风热。治一切目痰。即草决明。

决明子　甘苦咸平。祛风热。治青盲内障，翳膜遮睛，赤肿眶烂，泪出羞明。

蕤仁　甘微寒。消风清热，和肝明目。治翳膜赤筋，眦伤泪出。

密蒙花　甘微寒润肝燥治目中赤脉青盲肤翳赤肿眵泪羞明怕
　日小儿疳气攻眼

木贼草　甘苦平治目疾迎风流泪翳膜遮睛去节能发汗乃升散
　火郁风湿之功

甘菊花　甘苦微寒益肺肾平肝木祛风除热养目血去翳膜治目
　泪头眩散湿痹游风

狗尾草　——

风湿部

秦艽　苦辛散风胜湿去肠胃之热疏肝胆之气活血荣筋治风
　寒湿痹通身挛急

五加皮　辛苦温去皮肤风湿壮筋骨拘挛治痿羸五缓疮疝囊湿
　女子阴痒

豨莶草　辛苦寒专治风湿疮疡

白藓皮　苦寒入脾胃祛湿热兼入膀胱小肠而行水道治风疮疥
　癣女子阴中肿痛

风湿部

蜜[1]蒙花　甘微寒。润肝燥。治目中赤脉，青盲肤翳，赤肿眵泪，羞明怕日，小儿疳气攻眼。

木贼草　甘苦平。治目疾迎风流泪，翳膜遮睛。去节能发汗，有升散火郁风湿之功。

甘菊花　甘苦微寒，益肺肾，平肝木，祛风除热，养目血，去翳膜。治目泪头眩，散湿痹游风。

狗尾草。

风湿部

秦艽　苦辛。散风燥湿，去肠胃之热，疏肝胆之气，活血荣筋。治风寒湿痹，通身挛急。

五加皮　辛苦温。去皮肤风湿，疗筋骨拘挛。治虚羸五缓，疮疝囊湿，女子阴痒。

豨莶草　辛苦寒。专治湿疮疡。

白藓皮　苦寒，入脾胃。祛湿热，兼入膀胱、小肠而行水道。治风疮疥癣，女子阴中肿痛。

① 蜜：当作“密”。

玉竹　甘平補氣血潤心肺去風濕治風淫濕毒目痛眥爛凡症
　痛腰痛挾虛挾風寒者宜之
原蠶砂　辛甘溫去風燥濕治風濕為病皮膚頑痺
蛇床子　辛苦溫補腎命強陽事去風燥濕殺蟲治陰痿囊濕女子
　陰痛陰癢及頑癬惡瘡益陽絡止風癢
白附子　辛甘大熱陽明經藥去風燥濕主治頭面遊風
白花蛇　甘鹹溫微皮膚搜風濕治風濕癱瘓大風疥癩
桑枝　苦平去風通絡治風寒濕痺痛

梧桐花　薇銜　蠡實

風濕部

玉竹　甘平。补气血，润心肺，去风湿。治风淫湿毒，目痛眦烂。凡头痛、腰痛、挟虚、挟风寒者宜之。

原蚕砂　辛甘温。去风燥湿。治风湿为病，皮肤顽痹。

蛇床子　辛苦温。补肾命，强阳事，去风燥湿，杀虫。治阴痿囊湿，女子阴痛阴痒及顽癣恶疮，煎汤浴止风痒。

白附子　辛甘大热，阳明经药。去风燥湿，专治头面游风。

白花蛇　甘咸温。彻皮肤，搜风湿。治风湿瘫痪，大风疥癞。

桑枝　苦平。去风通络。治风寒湿痹诸痛。

梧桐花、薇衔、蠡实。

軟堅部

海藻　苦鹹而鹹寒潤熱軟堅痰消瘰癧結核

夏枯草　辛苦微寒能散肝經鬱火明目消癭治瘰癧鼠瘻乳癰乳巖目珠夜痛

海粉　甘鹹而寒清堅頑堅（熱）痰消癭瘤積塊

楮實　甘寒而利消水腫療骨哽能堅陰治噎　皮甘平善行水治水腫氣滿

海浮石　鹹寒軟堅化上焦老痰消癭瘤結核入肺清水之上源止

軟堅部

软坚部

海藻　苦咸而寒。泻热软坚痰，消瘰疬结核。

夏枯草　辛苦微寒。能散肝经郁火，明目消瘿。治瘰疬鼠瘘，乳痈乳岩，目珠夜痛。

海粉　甘咸而寒。清坚顽热痰，消瘿瘤积块。

楮实　甘寒而利消水肿，疗骨哽[1]，软坚。治噎。皮甘平，善行水。治水肿气满。

海浮石　咸寒软坚，化上焦老痰，消瘿瘤结核，入肺。清水之上源，止

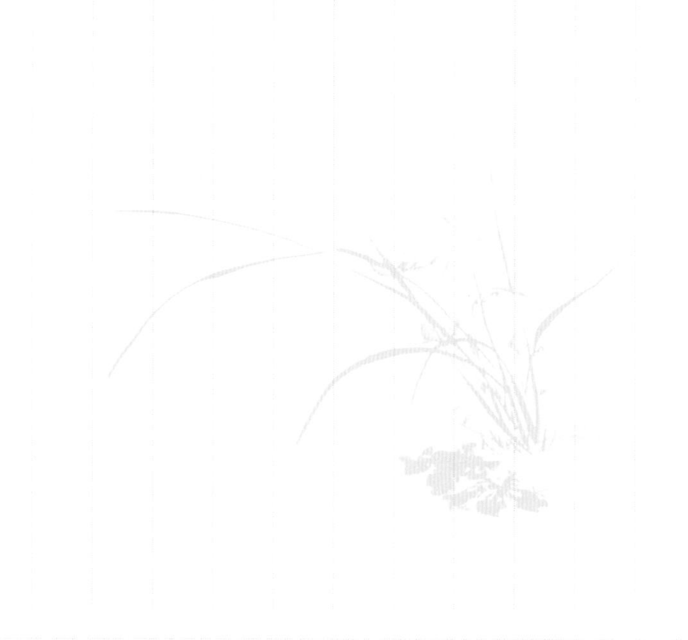

① 哽：当作“鲠”。

嗽通淋

海蜇　咸寒软坚消瘰疬

开窍部

麝香　辛温香窜开经络通诸窍内透骨髓外彻皮毛治卒中诸风诸气诸血诸痛

远志　辛苦温能通肾气上达于心强志益智开窍散郁治迷惑善忘惊悸不寐并善豁痰

石菖蒲　辛苦温香而散开心孔利九窍去湿除风逐痰消积解毒杀虫治惊风惊痫

辛夷　辛温香窜入肺胃经气分宣散上焦风热清头脑通九窍

嗽通淋。

海蛰[1]　咸寒软坚，消瘰疬。

开窍部

麝香　辛温香窜。开经络，通诸窍，内透骨髓，外彻皮毛。治卒中，诸风，诸气，诸血，诸痛。

远志　辛苦温。能通肾气，上达于心，强志益智，开窍散郁。治迷惑善忘，惊悸不寐，并善豁痰。

石菖蒲　辛苦温香而散。开心孔，利九窍，去湿除风，逐痰消积，解毒杀虫。治诸风惊痫。

辛夷　辛温香窜，入肺胃经气分。宣散上焦风热，清头脑，通九窍。

① 蛰：当作“蜇”。

主治鼻淵鼻塞及牙痛齒痛

冰片　辛倖温而用凉氣窜善走能散先入肺傳于心肺脾而透骨通諸竅散鬱火聰耳明目消風化濕治驚癇痰迷目赤膚翳耳聾鼻瘜喉痺齒痛

蓖麻子　辛甘熱能開通諸竅經絡凡一切風氣牙痛口眼喎斜鼻窒耳聾喉痺舌脹俱搗爛敷貼之能出有形滯物治針刺入肉竹木骨哽消腫追膿拔毒敷瘰癧惡瘡一切腫毒外用頗奏奇功

殺虫部

使君子　甘温殺虫消積為小兒諸病要藥

鶴虱　苦辛治殺五臟虫治蚘齩腹痛即天名精子也

雷丸　苦寒入胃大腸經功专殺虫消積

榧子　甘濇而平殺虫消積

蕪荑　辛苦温燥濕殺虫消積去皮膚肢節風濕

阿魏　辛平入脾胃消肉積去臭氣殺虫解毒

開口花椒　辛苦熱殺虫燥濕

殺虫部

主治鼻渊鼻塞及头痛齿痛。

冰片　辛。体温而用凉，香窜善走能散，先入肺，传于心肺脾而透骨，通诸窍，散郁火，聪耳明目，消风化湿。治惊痫痰迷，目赤肤翳，耳聋鼻瘜，喉痹齿痛。

蓖麻子　辛甘热。能开通诸窍经络。凡风气头痛，口眼㖞斜，鼻室耳聋，喉痹舌胀，俱捣烂敷贴之，能出有形滞物。治针刺入肉，竹木骨哽[①]，消肿追脓，拔毒，敷瘰疬恶疮，一切肿毒，外用颇奏奇功。

杀虫部

使君子　甘温。杀虫消积，为小儿诸病要药。

鹤虱　苦辛。杀五脏虫。治蚘绞腹痛，即天名精子也。

雷丸　苦寒，入胃、大肠经。功专杀虫消积。

榧子　甘涩而平。杀虫消积。

芜荑　辛苦温。燥湿杀虫，消积，去皮肤肢节风湿。

阿魏　辛平，入脾胃。消肉积，去臭气，杀虫解毒。

开口花椒　辛苦热。杀虫燥湿。

① 哽：当作“鲠”。

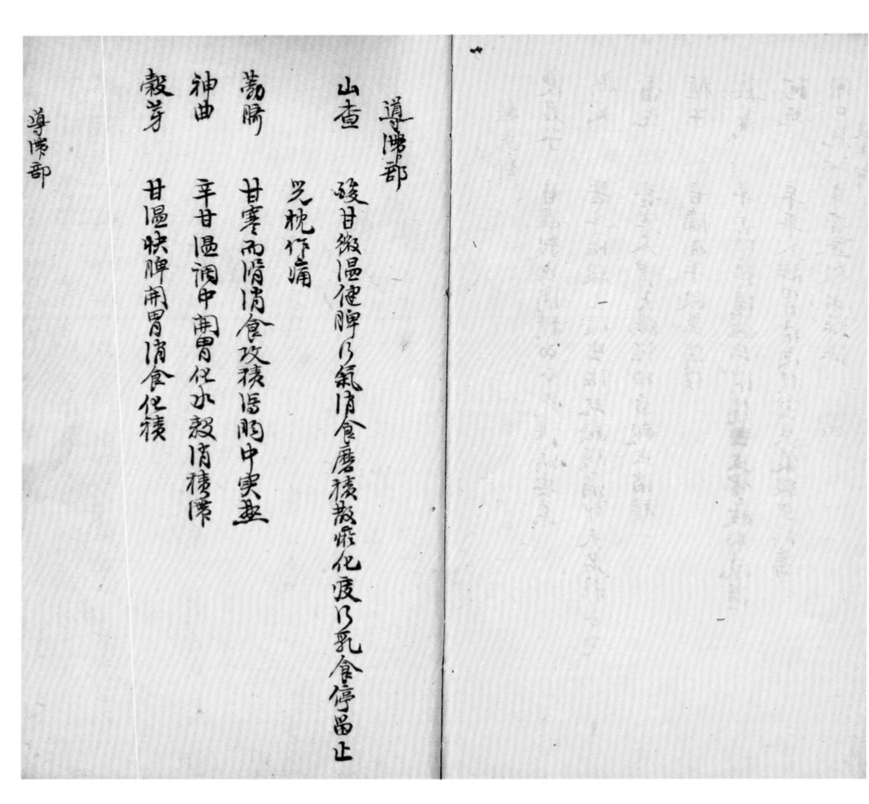

導滯部

山查　酸甘微温健脾行氣消食磨積散瘀化痰行乳食停留止兒枕作痛

荸薺　甘寒而滑消食攻積除胸中實熱

神曲　辛甘温調中開胃化水穀消積滯

穀芽　甘温快脾開胃消食化積

導滯部

导滞部

山楂　酸甘微温。健脾行气，消食磨积，散瘀化痰，行乳食停留，止儿枕作痛。

荸脐　甘寒而滑，消食攻积，泻胸中实热。

神曲　辛甘温。调中开胃，化水谷，消积滞。

谷芽　甘温。快脾开胃，消食化积。

外科部

乳香　辛苦温香而窜入心通行十二经去风伸筋调气活血生肌止痛能彻疮孔使毒气外出不致内攻治疮疽疮肿

没药　苦平入十二经散瘀消肿定痛生肌

硇砂　辛苦咸热消积破瘀治噎膈癥瘕去目翳胬肉并鼻中息肉

硼砂　甘咸而凉除上焦胸膈之痰热治喉痹口齿诸病又治目翳胬肉结核骨哽

外科部

乳香　辛苦温。香而窜入心，通行十二经，去风伸筋，调气活血，生肌止痛。能彻疮孔，使毒气外出，不致内攻。治痈疽疮肿。

没药　苦平。入十二经，散瘀消肿，定痛生肌。

硇砂　辛苦咸热。消积破瘀。治噎膈癥瘕，去目翳弩[①]肉，点鼻中息肉。

硼砂　甘咸而凉，除上焦胸膈之痰热。治喉痹口齿诸病，又治目翳弩[②]肉，结核骨哽[③]。

① 弩：当作“胬”。
② 弩：当作“胬”。
③ 哽：当作“鲠”。

土貝母　形大味苦治外科證痰毒

土茯苓　甘淡而平祛濕熱治楊梅瘡毒瘰癧瘡腫

金銀花　甘平除熱解毒涼血療風治癰疽瘡癬楊梅惡瘡

蟾蜍　辛涼微毒入陽明胃退虛熱行濕氣治疳疽發背可內服（凡用俱用皮）肆人名乾蟾即蟾蜍皮也　蟾酥辛溫有毒治發背疔腫即蟾蜍眉間白汁也外用取其以毒攻毒發散能帶蝕爛人肌肉凡一切已破頭者切忌

血竭　甘鹹平有小毒色赤入血分散瘀生新去除血痛善收瘡口

輕粉　辛冷而燥（烈）有毒殺虫治瘡劫痰涎又善入經絡令人用治楊梅毒瘡雖能劫風痰濕熱從牙齦出然毒氣竄入脂害無窮不可輕投

斑貓　辛寒有毒外用蝕死肌敷疥癬惡瘡內用破石淋拔瘰癧疔腫潰肉墮胎

紫花地丁　漏蘆　芭蕉根　敗醬

外科部

土贝母　形大味苦。治外科证痰毒。

土茯苓　甘淡而平。祛湿热。治杨梅疮毒，脓疥疮肿。

金银花　甘平。除热解毒，养血疗风。治痈疽疥癣，杨梅恶疮。

蟾蜍　辛凉微毒，入阳明胃。退虚热，行湿气。治疮疽发背，可内服。凡用俱用皮。肆人名干蟾。蟾酥辛温有毒，治发背疔肿，即蟾蜍眉间白汁也。外用取其以毒攻毒，发散非常，能烂人肌肉，凡一切已破头者切忌。

血竭　甘咸平，有小毒，色赤入血分。散瘀生新，专除血痛，善收疮口。

轻粉　辛冷燥烈，有毒。杀虫。治疮劫痰涎，又善入经络，今人用治杨梅毒疮，虽能劫风痰，湿热从牙龈出，然毒气窜入，贻害无穷，不可轻投。

斑猫　辛寒，有毒。外用蚀死肌，敷疥癣恶疮；内用破石淋，拔瘰疬疔肿，溃肉堕胎。

紫花地丁、漏芦、芭焦[①] 根、败酱。

① 焦：当作“蕉”。

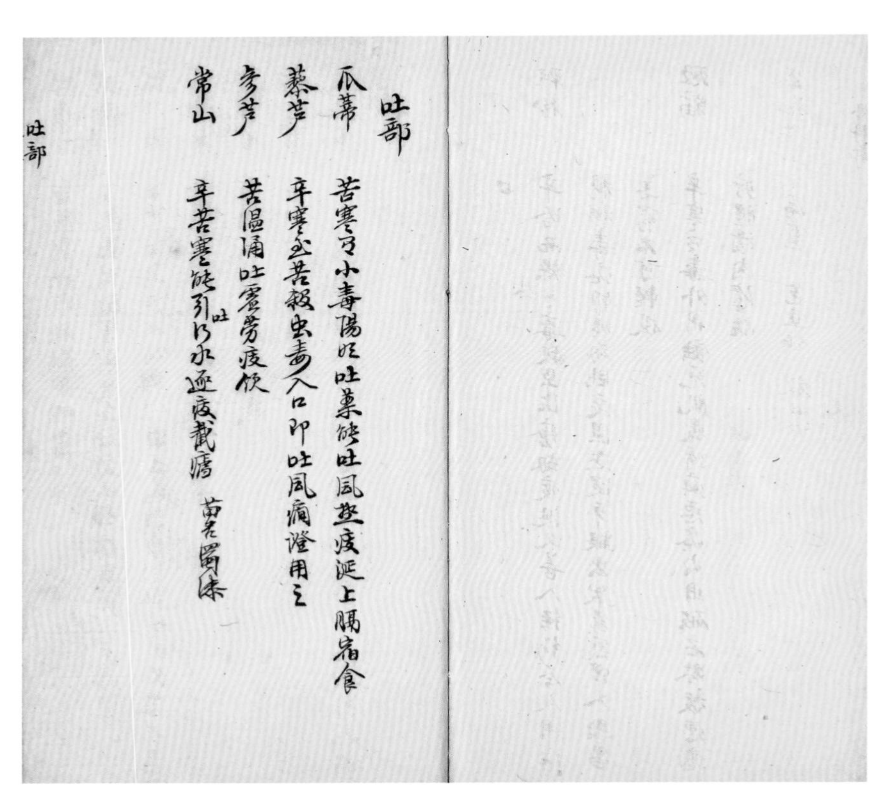

吐部

瓜蒂　苦寒有小毒陽明吐藥能吐風熱痰涎上膈宿食
藜蘆　辛寒至苦殺蟲毒入口即吐風癇證用之
參蘆　苦溫涌吐虛勞痰飲
常山　辛苦寒能引吐行水逐痰截瘧　苗名蜀漆

吐部

吐　部

瓜蒂　苦寒，有小毒，阳明吐药。能吐风热痰涎上膈，宿食。

藜芦　辛寒至苦。杀虫毒，入口即吐，风痫证用之。

参芦　苦温。涌吐，虚劳痰饮。

常山　辛苦寒。能引吐行水，逐痰截疟。苗名蜀漆。

雜部

石蓮子　苦寒清心除煩開胃進食去濕熱專治噤口痢淋濁諸症

苧麻根　甘寒功专安胎動

瓦楞子　甘鹹平消老痰破血癖

枳椇子　甘平止渴除煩潤五臟解酒毒

合歡皮　甘平安五臟和心脾和血止痛明目清睡令人欢樂無憂

糯米　甘温補脾肺虚寒堅大便縮小便收自汗

粳米　甘平清肺除煩補中和胃

杂　部

石莲子　苦寒。清心除烦，开胃进食，去湿热。专治噤口痢，淋浊诸症。

苎麻根　甘寒。功专安胎动。

瓦楞子　甘咸平，消老痰，破血癖。

枳椇子　甘平。止渴除烦，润五脏，解酒毒。

合欢皮　甘平。安五脏，和心脾，和血止痛，明目消肿，令人欢乐无忧。

糯米　甘温。补脾肺虚寒，坚大便，缩小便，收自汗。

粳米　甘平。清肺除烦，补中和胃。

绿茶 甘冷凉血解毒除风化痰通经络行血脉治崩漏肠风

甜瓜子 本草从新亦不载故未能辨其性味通经络多用之

锦地罗 水仙根 蛹甜草 茉莉花 白蒿 燕脂

玫瑰花 微苦微温平肝气和胃气入血分 万年青 白米饭草 萱草

石[illegible] 即[illegible]草 甜茶 治瘴用之 蓖麻子 贯众 射干 蚤休

玉簪 蔺茹 山慈姑 茵芋 葈耳 番木鳖子 紫葳花

凤仙子 狼牙 泽漆 羊踯躅 芫花 土连翘 旋花

烟 王瓜 白蔹 山豆根 营实墙蘼 天仙藤

崔梅菜 水萍 海藻 海带 昆布 水藻 石韦 金星草

景天 地锦 石胡荽 昨叶何草 地衣草 垣衣

虎耳草 甘寒治肺痈捣汁滴耳治耳中出脓 松脂 节 毛 花 根白皮

柳 水杨 海风藤 苦微温畅气血通经络祛风 腊梅 黄杨木

竹 仙人杖 李

丝瓜　甘冷。凉血解毒，除风化痰，通络经[①]，行血脉。治崩漏肠风。

甜瓜子　《本草从新》所不载，故未能辨其性味，通经络多用之。

锦地罗、水仙根、奶酣草、茉莉花、白蒿、燕脂、玫瑰花微苦微温，平肝气，和胃气，入血分、万年青、白米饭草、萱草、石龙刍即广草、甜茶治疟用之、蓖麻子、贯众、射干、蚤休、玉簪、茼茹、山慈姑、茵芋、菓耳、番木鳖子、紫威[②]花、凤仙子、狼牙、泽漆、羊踯躅、荛花、土连乔[③]、旋花烟、王瓜、白蔹、山豆根、营实墙蘼、天仙藤、雀梅叶、水萍、海藻、海带、昆布、水藻、石韦、金星草、景天、地锦、石胡荽、昨叶何草[④]、地衣草、垣衣、金丝荷叶甘寒治肺痈，捣汁滴耳，治耳中出脓、松脂、节毛花、根白皮、柳、水杨、海风藤苦微温，理气血通络经祛风、腊梅、黄杨木竹、仙人杖、李。

① 络经：当作“经络”。
② 威：当作“薇”。
③ 乔：当作“翘”。
④ 昨叶何草：即车前草。

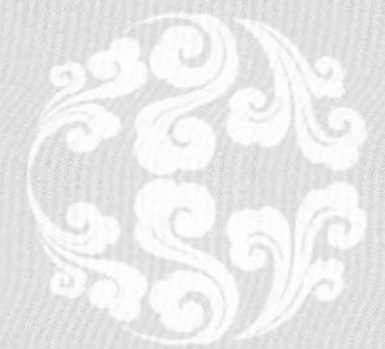

上 海 蔡 氏 妇 科 历 代 家 藏 医 著 集 成

通治验方

蔡小香 著

张 利 校注

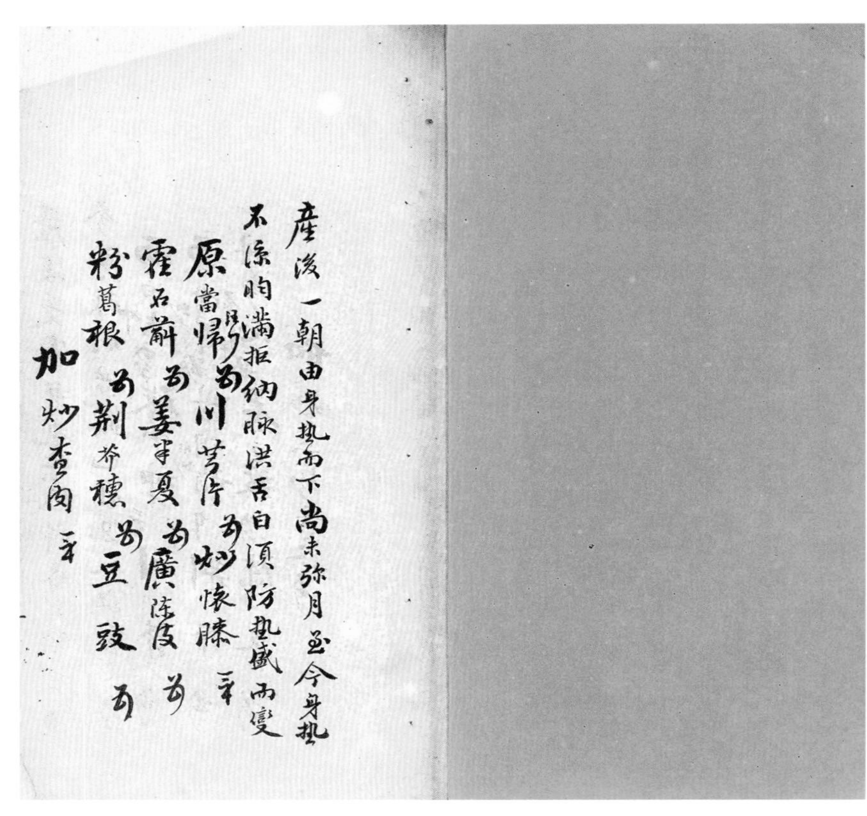

産後一朝由身热而下尚未弥月至今身热不除胸满拒纳脉洪舌白須防热盛而變

原當歸 钱　川芎 钱　炒懷膝 二钱

霍石斛 钱　姜半夏 钱　廣陳皮 钱

粉葛根 钱　荆芥穗 钱　豆豉 钱

加炒查肉 二钱

产后一朝，由身热而下，尚未弥月，至今身热不凉，胸满拒纳，脉洪舌白，须防热盛而变。

原当归（酒炒）钱半　川芎片钱半　炒怀膝三钱　霍石斛钱半　姜半夏钱半　广陈皮钱半　粉葛根钱半　荆芥穗钱半　豆豉钱半

加炒楂肉三钱。

產後受寒身熱壯盛神昏目瞑言語參差脈形洪數已有熱入血室之象

西珀末沖四分　硃雲神三錢　川欝錢

原當歸炒錢　柴胡梢水炒錢　荊芥錢

丹參心辰砂拌錢　香豆豉錢　陳皮錢

加炒焦粉丹皮錢

產後一朝瘀阻不通面青神暈煩躁如狂脈形虛數敗血沖心之象危甚

生蒲黃包煎三錢　五靈脂三錢　元胡錢

上西珀研沖錢　炒歸鬚錢　川芎錢

雲茯神辰砂拌三錢　丹參錢　新會錢

加童便一小杯

产后受寒，身热壮盛，神昏目瞑，言语参差，脉形洪数，已有热入血室之象。

西珀末（冲）四分　朱云神三钱　川郁钱半　原当归（炒）钱半　柴胡梢（水炒）五分　荆芥钱半　丹参心（辰砂拌）钱半　香豆豉钱半　陈皮钱半

加炒焦粉丹皮钱半。

产后一朝，瘀阻不通，面青神晕，烦躁如狂，脉形虚数，败血冲心之象危甚。

生蒲黄（包煎）三钱　五灵脂三钱　元胡钱半　上西珀（研冲）五分　炒归须钱半　川芎钱半　云茯神（辰砂拌）三钱　丹参钱半　新会钱半

加童便一小杯。

産後一月，恶露不下，胸满拒纳，得食则吐，脉形细数，败血冲胃也，殊为重症。

炒归须钱半　川芎片钱半　生怀膝三钱　赤丹参钱半　姜半夏钱半　新会皮钱半　川石斛钱半　白茯苓三钱　川楚钱半

加煨姜二片

産後一朝，去瘀过多，血虚神晕，胸满拒纳，脉形虚数，舌白，須防虚脱。

上西珀四分（研冲）　炒归身钱半　紫丹参钱半　熟怀膝三钱　硃云神三钱　川楚钱半　霍石斛钱半　姜半夏钱半　新会皮钱半

加炒枣肉三钱　井水七口

产后一朝，恶露不下，胸满拒纳，得食则吐，脉形细数，败血冲胃也。殊为重症。

炒归须钱半　川芎片钱半　生怀膝三钱　赤丹参钱半　姜半夏钱半　新会皮钱半　川石斛钱半　白茯苓三钱　川郁钱半

加煨熟姜三片。

产后一朝，去瘀过多，血虚神晕，胸满拒纳，脉形虚数，舌白，须防虚脱。

上西珀（研冲）四分　炒归身钱半　紫丹参钱半　熟怀膝三钱　朱云神三钱　川郁钱半　霍石斛钱半　姜半夏钱半　新会皮钱半

加炒楂肉三钱。井水煎。

產後一候瘀露不下腹形不退氣逆腹
疼脉形弦數血瘀氣滞温通爲主
安南桂（研冲）四分　炒歸全 錢半　大腹皮 一錢
炮薑炭 八分　川芎 錢半　廣陳皮 錢半
元胡索 錢半　花蕊石 三錢　炒青皮 錢半
加西珀末（研冲）四分　麝香 五厘
河水煎

產後三候瘀少腹痛有塊時攻脉形
弦數舌白氣滞血瘀寒邪亦阻
炒歸全 錢半　川芎 錢半　生懷膝 一錢
赤丹參 錢半　元胡 錢半　炮薑 八分
炒青皮 錢半　腹皮 一錢　炒香附 一錢
加澤蘭葉 錢半

产后一朝，瘀露不下，腹形不退，气逆腹疼，脉形虚数，血凝气滞，温通为主。

安南桂（研冲）四分　炒归全钱半　大腹皮三钱　炮姜炭一钱　川芎钱半　广陈皮钱半　元胡索钱半　花蕊石三钱　炒青皮钱半

加西珀末（研冲）四分、麝香（研冲）五厘。河水煎。

产后三朝，瘀少腹痛，有块时攻，脉形虚数，舌白，气滞血凝，寒邪亦阻。

炒归全钱半　川芎钱半　生怀膝三钱　赤丹参钱半　元胡钱半　炮姜一钱　炒青皮钱半　腹皮三钱　炒楂肉三钱

加泽兰叶钱半。

四

産後四朝瘀少腹迸胸滿納少身熱憎寒脈洪舌白瘀未清而邪又阻防變

炒歸鬚錢 川芎錢 花蕊石錢半 延胡索錢 香附錢半 丹參錢 荆芥穗錢 蘇葉錢 新會皮錢

加炒查肉錢半

由放血之後精神疲軟腰節痠疼脈形虛數舌白而膩營衛俱虧也

炒黄芪錢 炒冬术錢 白蒺藜錢半 炒歸身錢 焦白芍錢 杜仲錢 炙龜版錢半 鹿角霜錢半 兎絲錢

加水炒柴胡錢半 [illegible]

五

产后四朝，瘀少腹进，胸满纳少，身热憎寒，脉洪舌白。瘀未清而邪又阻，防变。

炒归须钱半　川芎钱半　花蕊石三钱　延胡索钱半　香附（炒）三钱　丹参钱半　荆芥穗钱半　苏叶钱半　新会皮钱半

加炒楂肉三钱。

由放血之后精神疲软，腰节酸疼，脉形虚数，舌白而腻，营卫俱亏也。

炒黄芪钱半　炒冬术钱半　白苓三钱　炒归身钱半　焦白芍钱半　杜仲（盐水炒）钱半　炙龟版四钱　鹿角霜三钱　菟丝钱半

加水炒柴胡五分。井水煎。

肢腫面浮，腹膨脘脹，氣促納少，癥瘕已成，迎殊為重症。

上西珀（研沖）三分　當歸 錢半　帶皮苓 三錢
地膚子 錢半　大腹皮 三錢　澤瀉 錢半
炒懷膝 三錢　炒車前 一錢　炮薑 八分
加上安桂 三分　[illegible]

肝前子腫，脘腹俱膨，氣促納少。
焦白朮 錢半　炮薑 八分　新會皮 錢半　川斷 錢半　猪苓皮 錢半
京半夏 錢半　茯苓 三錢　桔梗 錢半　砂仁 八分　加冬瓜子 三錢

風邪內襲，咽喉紅腫，發為乳蛾，兼之身熱，
胸悶咳嗽痰多，脈洪舌白，疏泄為先。
炒牛蒡 錢半　金蟬衣 八分　豆卷 錢半
炒僵蠶 三錢　象貝 三錢　荊芥 錢半
金沸草（包）錢半　炒蘇子（包）三錢　薄荷 八分（後下）
加鮮橄欖 二枚　河水煎

肢肿面浮，腹膨脘胀，气促纳少，臌症已成也。殊为重症。

上西珀（研冲）三分　蓄草钱半　带皮苓三钱　地肤子钱半　大腹皮三钱　泽泻钱半　炒怀膝三钱　炒车前三钱　炮姜一钱

加上安桂三分。落潮水煎。

胎前子肿，脘腹俱膨，气促纳少。

焦白术钱半　炮姜五分　新会钱半　川郁钱半　猪苓皮钱半　京半夏钱半　茯苓三钱　苏梗钱半　砂仁五分

加冬瓜子（炒）三钱。

风邪内袭，咽关红肿，发为双乳蛾，兼之身热胸满，咳嗽痰多，脉洪舌白，疏泄为先。

炒牛蒡钱半　金蝉衣一钱　豆卷钱半　炒僵蚕三钱　象贝三钱　荆芥钱半　金沸草（包煎）钱半　炒苏子（包煎）三钱　薄荷（后入）四分

加鲜橄榄三枚。河水煎。

咽痛喉梗不红不肿夜生虚热纳少神疲
脉形虚数舌色光绛阴虚生内热也
炙鳖甲[illegible]　北沙参三钱　焦知母三钱
[illegible]肉（连心）三钱　川贝母（去心勿研）三钱　桑白皮三钱
淡金斛三钱　云茯苓三钱　青蒿三钱
加辰砂拌连翘心三钱　[illegible]

寒热频生纳少胸满不时作胀腠理不开脉
右虚数舌根白腻治以归柴饮
炒归身三钱　北柴胡（鳖血炒）[illegible]　荆芥三钱
焦白芍三钱　云茯神三钱　川[illegible]三钱
霍石斛三钱　炒橘白[illegible]　苏梗三钱
加清盐佛手三钱

咽痛喉干，不红不肿，但生虚热，纳少神疲，脉形虚数，舌色尖绛，阴虚生内热也。

炙鳖甲四钱　北沙参钱半　焦知母钱半　苋冬肉（连心）钱半　川贝母（先入勿研）钱半　桑白皮钱半　淡金斛钱半　云茯苓三钱　青蒿钱半

加辰砂拌连翘心钱半。井水煎。

寒热频生，纳少胸满，不时作胀，腠理不开，脉右虚数，舌根白腻。治以归柴饮。

炒归身钱半　北柴胡（鳖血炒）五分　荆芥钱半　焦白芍钱半　云茯神三钱　川郁钱半　霍石斛钱半　炒橘白五分　苏梗钱半

加清盐佛手钱半。

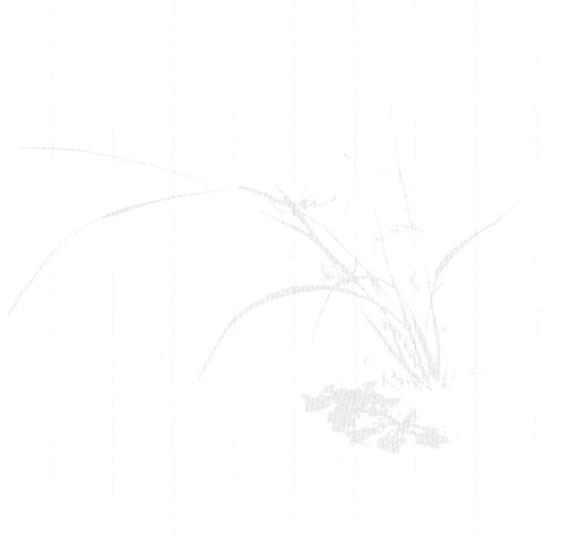

寒熱發於午後至夜而劇咳嗽痰多納減
形瘦脈來細小舌白營衛不洽恐入損門
炒鱉甲四錢 炒莨皮錢半 地骨皮（甘草炒）一錢
銀柴胡八分 青蒿錢半 炒歸身錢半
雲茯苓三錢 川貝母錢半 桑皮錢半
加蜜炙枇杷葉一片

頭眩而疼納少而嘔畏風脈弦乃肝脾
窍表邪亦阻並治為宜
石決明三錢 蔓荆子三錢 荆芥子錢半
池菊花（鹽水炒）錢半 冬桑葉錢半 鈎鈎（後入）錢半
霍石斛錢半 鹽水夏錢半 炒橘紅八分
加煨天麻一錢
井水之

寒热发于午后，至夜而剧，咳嗽痰多，纳减形瘦，脉来细小，舌白。营卫不洽，恐入损门。

炒鳖甲四钱　炒芪皮钱半　地骨皮（盐水炒）一钱　银柴胡五分　青蒿钱半　炒归身钱半　云茯苓三钱　川贝母钱半　炙桑皮钱半

加蜜炙枇杷叶二片。

头眩而疼，纳少而呕，畏风脉弦，乃肝脾亏，表邪亦阻，并顾为宜。

煅石决三钱　蔓荆子三钱　荆芥子钱半　池菊花（盐水炒）钱半　冬桑叶钱半　钩勾（后入）钱半　霍石斛钱半　盐水夏钱半　炒橘红五分

加煨天麻一钱。井水煎。

肝火頻升風火相搏齒痛之所以頻發不止也清散為宜

霜桑葉 錢半　甘菊花 鹽水炒 錢半　炒杞子 錢半

細生地 三錢　刺蒺藜 炒去刺 一錢半　鉤鉤 後入 三錢

荊芥子 一錢　荷葉 後入 一角　橘紅 一錢

加苦丁茶 一錢

井小七

咳嗽氣逆不能平臥寒熱頻生脈形兼洪言自係邪未淨之故

甜葶藶 錢半　炒蘇子 包煎 一錢半　金沸草 包煎 錢半

白芥子 炒 錢半　鹽水夏 錢半　新會皮 錢半

雲茯苓 三錢　川貝 錢半　荊芥子 錢半

加款冬花 錢半

井小七

三月二十六日方

肝火频升，风火相抟，齿痛之所以频发不止也。清散为宜。

霜桑叶钱半　甘菊花（盐水炒）钱半　炒杞子钱半　细生地钱半　刺蒺藜（炒去刺）三钱　钩勾（后入）钱半　荆芥子一钱　薄荷叶（后入）三分　橘红五分

加苦丁茶一钱。井水煎。

咳嗽气逆，不能平卧，寒热频生，脉形虚洪，舌白，余邪未净之故。

甜葶苈钱半　炒苏子（包煎）三钱　金沸草（包煎）钱半　白芥子（炒）钱半　盐水夏钱半　新会皮钱半　云茯苓三钱　川郁钱半　荆芥子钱半

加款冬花钱半。井水煎。三月初六日方。

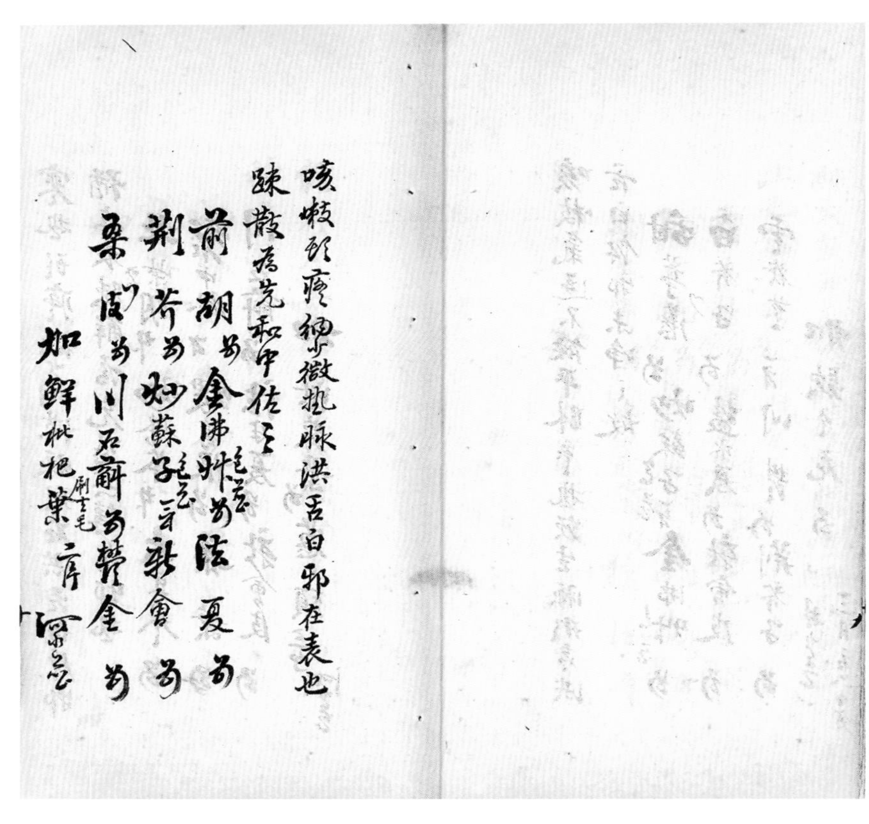

咳嗽頭疼，稍微熱，脉洪，舌白，邪在表也。疏散為先，和中佐之。

前胡一錢　金沸草一錢（包煎）　法夏一錢

荆芥一錢　炒蘇子三錢（包）　新會一錢

桑皮一錢　川石斛一錢　鬱金一錢

加鮮枇杷葉二片（刷去毛）

深之

咳嗽头疼，纳少微热，脉洪舌白，邪在表也。疏散为先，和中佐之。

前胡钱半　金沸草（包煎）钱半　法夏钱半　荆芥钱半　炒苏子（包煎）三钱　新会钱半　桑皮（炒）钱半　川石斛钱半　郁金钱半

加鲜枇杷叶（刷去毛）二片。河水煎。

寒热形疼，纳少胸闷，脉形右洪，舌白厚，邪犹在表，疏解为先，恐其一转为邪热。

北柴胡卄（炒） 炒條芩卄 大豆卷钱
制中朴才 煨葛根钱 桑叶钱
川石斛钱 法半夏钱 新会皮钱
加 紫苏叶钱 葱白头三个 河水煎

经后参前，临期腹痛，腰脊痠楚，纳少，神疲，营卫不洽也。

炒归身钱 制香附三钱 丹参钱
熟怀膝三钱 云茯苓三钱 青皮钱
炒冬术钱 新会皮钱 郁金钱
加 炒艾绒才 河水煎

寒热头疼，纳少胸满，脉形右洪，舌白厚。邪犹在表，疏解为先，恐其转为邪热。

北柴胡（水炒）五分　炒条芩五分　大豆卷钱半　制中朴一钱　煨葛根钱半　桑叶钱半　川石斛钱半　法半夏钱半　新会皮钱半

加紫苏叶钱半、葱白头三个。河水煎。

经候参前，临期腹痛，腰脊酸楚，纳少神疲，营卫不洽也。

炒归身钱半　制香附三钱　丹参钱半　熟怀膝三钱　云茯苓三钱　青皮钱半　炒冬术钱半　新会皮钱半　郁金钱半

加炒艾绒一钱。河水煎。

經行旣後腹痛腰痠脉形虛軟氣血兩虧也宜調和營衛兼益其腎脾

原當歸錢(炒) 炒阿膠錢 熟地炭錢

炒黃芪錢 炒冬术錢 雲茯苓三錢

製香附三錢 炒杜仲錢 新會皮錢

加 鹿角霜三錢 河水煎

頭眩耳鳴納減腰痛肝脾腎内虧也靜養爲治

煅石決三錢 白蒺藜三錢(去刺) 鉤勾錢(後入)

霍石斛錢 炒於术錢半 新會錢

白茯苓三錢 炒杜仲錢(鹽水炒) 鬱金錢

加 甘菊花錢 井水煎

经行落后，腹痛腰酸，脉形虚软，气血两亏也。宜调和其营卫，兼益其肾脾。

原当归（酒炒）钱半　炒阿胶钱半　熟地炭钱半　炒黄芪钱半　炒冬术钱半　云茯苓三钱　制香附三钱　炒杜仲钱半　新会皮钱半

加鹿角霜三钱。河水煎。

头眩耳鸣，纳减腰痛，肝脾肾内亏也。静养为佳。

煅石决三钱　白蒺藜（炒）三钱　钩勾（后入）钱半　霍石斛钱半　炒于术（土炒）一钱　新会钱半　白茯苓三钱　炒杜仲钱半　郁金钱半

加甘菊花（盐水炒）钱半。井水煎。

妊娠五月胎漏不止腰痠腹迸恐其
小産慎之
炒歸頭二钱 地榆炭二钱 血餘炭二钱
熟地炭二钱 焦白芍二钱 雲茯苓三钱
焦冬术二钱 白桔梗二钱 炒杜仲二钱
加 側柏炭二钱 藕節三个

脘痛氣逆嘔吐神疲脉形弦細肝胃不和
也治當培土以抑木
焦白术二钱 炒枳殼二钱 川楝二钱
雲茯苓三钱 宋半夏二钱 新會二钱
白蔻仁一钱拌 陽春砂末 蘇梗二钱
加 清鹽陈皮二钱 河水一盃

妊娠五月，胎漏不止，腰酸腹迸，恐其小产，慎之。

炒归头钱半　地榆炭钱半　血余炭钱半　熟地炭钱半　焦白芍钱半　云茯苓三钱　焦冬术钱半　白苏梗钱半　炒杜仲钱半

加侧柏灰钱半。井水煎。

脘痛气逆，呕吐神疲，脉形弦细，肝胃不和也。治当培土以抑木。

焦白术钱半　炒枳壳钱半　川郁钱半　云茯苓三钱　宋半夏钱半　新会钱半　白蔻仁（杵）三分　阳春砂五分　苏梗钱半

加清盐陈皮钱半。河水煎。

十三

氣逆腹疼脘仕拒納喜暖喜按下焦

虚寒也温通爲主

金鈴子三錢（姜汁炒）　淡吴萸五分（炮）　薑一片

製香附三錢　炒青皮錢半　腹皮三錢

雲茯苓三錢　姜半夏錢半　陳皮錢半

加上沉香片四分（磨冲）　河水煎

十四

便溏已久少腹迸疼納少神疲寒熱屢發

脉形虚數脾腎交虧寒邪亦襍

野於术一錢（土炒）　炒淮藥錢半　焦藊豆三錢

雲茯苓三錢　菟絲子錢半　炒杜仲錢半

補骨脂錢半（鹽水炒）　煨肉果五分（炮）　薑一片

加廣木香五分　井水煎

气逆腹疼，呕吐拒纳，喜暖喜按，下焦虚寒也。温通为主。

金铃子（姜汁炒）三钱　淡吴萸五分　炮姜八分　制香附三钱　炒青皮钱半　腹皮三钱　云茯苓三钱　姜半夏钱半　陈皮钱半

加上沉香片四分。河水煎。

便溏已久，少腹迸疼，纳少神疲，寒热屡发，脉形虚数，脾肾交亏，寒邪亦杂。

野于术（土炒）一钱　炒怀药钱半　焦扁豆三钱　云茯苓三钱　菟丝子钱半　炒杜仲钱半　补骨脂（盐水炒）钱半　煨肉果五分　炮姜八分

加广木香五分。井水煎。

十四

產後廿餘朝寒熱九日痧痕已見便泄腹
迸邪下陷也當升舉之
煨葛根钱 防風钱 帶皮苓钱半
霍石斛钱 焦扁豆钱半 新會皮钱
廣藿钱 大腹皮钱半 炒查肉钱半
加 乾荷蒂二枚 井水煎

放血之後寒熱頻生納少胸滿節痛神
疲脈形細數舌白黃分黏外邪亦穢
炒歸身钱 焦白芍钱 水炒北柴胡五分
野於术土炒五分 雲茯苓钱半 兔只子钱
川石斛钱 廣陳皮钱 荊芥子钱
加 炒穀芽钱半 井水煎

十五

产后廿朝，寒热九日，疹痕已见，便泄腹迸，邪下陷也。当升举之。

煨葛根钱半　防风片钱半　带皮苓三钱　霍石斛钱半　焦扁豆三钱　新会皮钱半　广藿钱半　大腹皮三钱　炒查①肉三钱

加干荷蒂二枚。井水煎。

放血之后，寒热频生，纳少胸满，节痛神疲，脉形细数，舌白。营分亏，外邪亦杂。

炒归身钱半　焦白芍钱半　北柴胡（水炒）五分　野于术（土炒）一钱　云茯苓三钱　菟丝子钱半　川石斛钱半　广陈皮钱半　荆芥子钱半

加炒谷芽三钱。井水煎。

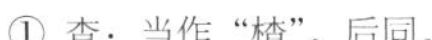

① 查：当作“楂”。后同。

十五

放血後形瘦面黄寒热屡发纳少無味脉形虚数营分大虧宗血脱益氣法

潞黨参二钱　炒冬术一钱　白茯苓三钱

炒黄芪一钱　炒归身二钱　炒白芍二钱

炙鳖甲四钱　銀柴胡八分　青蒿二钱

加　清盐陈皮一钱　两帖

十六

經迸三月而放去瘀過多血虚神暈脉形细小營分大虧恐其虚脱

炒归頭三钱　赤丹参二钱　懷膝炭三钱

硃雲神三钱　地榆炭三钱　血余炭三钱

焦冬术二钱　新會皮二钱　川斷二钱

加　補中益氣丸三钱包煎

并二帖

放血后形瘦面黄，寒热屡发，纳少无味，脉形虚数，营分大亏，宗血脱益气法。

路党参钱半　炒冬术钱半　白茯苓三钱　炒黄芪钱半　炒归身钱半　炒白芍钱半　炙鳖甲四钱　银柴胡五分　青蒿钱半

加清盐陈皮钱半。雨水煎。

经进三月而放，去瘀过多，血虚神晕，脉形细小，营分大亏，恐其虚脱。

炒归头三钱　赤丹参钱半　怀膝炭三钱　朱云神三钱　地榆炭三钱　血余炭三钱　焦冬术钱半　新会皮钱半　川郁钱半

加补中益气丸（包煎）三钱。井水煎。

始則血崩繼則淋漓精神疲軟納少節痛
脉形細數氣血俱損擬約營治之
焦白芍 錢　地榆炭 三錢　荊芥炭 錢
熟地炭 三錢　雲茯神 三錢　炒杜仲 錢
炒冬术 錢　菟絲子 錢　廣陳皮 錢
加　陳棕灰 三錢 包煎　井水煎

帶下腰痠骨節痠痛納減無味脉形柔軟
治在脾腎二經
雲茯苓 三錢　炒冬术 錢　沙苑子 錢
菟絲子 錢　炒杜仲 錢　補骨脂 鹽水炒 錢
宋半夏 錢　新會皮 錢　川斷 錢
加　胡桃肉 三枚　井水煎

始则血崩，继则淋漓，精神疲软，纳少节痛，脉形细数。气血俱损，拟约营煎治之。

焦白芍钱半　地榆炭三钱　荆芥炭钱半　熟地炭三钱　云茯神三钱　炒杜仲钱半　炒冬术钱半　菟丝子钱半　广陈皮钱半

加陈棕灰（包煎）三钱。井水煎。

带下腰酸，骨节酸痛，纳减无味，脉形虚软，治在脾肾二经。

云茯苓三钱　炒冬术钱半　沙苑子钱半　菟丝子钱半　炒杜仲钱半　补骨脂（盐水炒）钱半　宋半夏钱半　新会皮钱半　川郁钱半

加胡桃肉三枚。井水煎。

赤白带下腰脊痠疼脉形虚数督带为病也

炒归身 两　焦白芍 两　丹皮炭 两

云茯苓 三钱　鹿角霜 三钱　沙苑子 两

炒杜仲 两　川断 两　炒椿白 半

加樗根白皮 盐水炒 三钱　井水煎

十七

由放血之后精神疲软腰脊痠疼脉形虚数舌白而腻营卫俱亏也

炒黄芪 两　炒冬术 两　白茯苓 三钱

炒归身 两　焦白芍 两　兔丝子 两

炙龟版 半　鹿角霜 三钱　沙苑子 两

加大红通草 寸　井水煎

赤白带下，腰脊酸疼，脉形虚数，督带为病也。

炒归身钱半　焦白芍钱半　丹皮炭钱半　云茯苓三钱　鹿角霜三钱　沙苑子钱半　炒杜仲钱半　川断钱半　炒橘白五分

加樗根白皮（盐水炒）三钱。井水煎。

由放血之后，精神疲软，腰脊酸疼，脉形虚数，舌白而腻，营卫俱亏也。

炒黄芪钱半　炒冬术钱半　白茯苓三钱　炒归身钱半　焦白芍钱半　菟丝子钱半　炙龟版四钱　鹿角霜三钱　沙苑子钱半

加大红通草一钱。井水煎。

失血後去血過多精神疲倦臑瘦骨楚

營衛俱損急宜培益

蒲黃炒阿膠三钱　炒歸身钱　硃茯神三钱

酸炒白芍钱　炒黃芪钱　炒杜仲钱

土炒于术钱　新會皮钱　川斷钱

加料荳皮钱　井水煎

忽然吐衄去血過多納減精神不足脉

形虛數此陽絡內傷血從外溢防狂吐

蛤粉炒阿膠钱　馬兜鈴钱　川貝钱

淡金釵斛钱　丹皮炭钱　地榆炭钱

硃茯神三钱　茜草根钱　炒橘絡分

加旱蓮草钱　井水煎

失血后去瘀过多，精神疲倦，腰酸骨楚，营卫俱损，急宜培益。

蒲黄炒阿胶三钱　炒归身钱半　朱茯神三钱　酸炒白芍钱半　炒黄芪钱半　炒杜仲钱半　土炒冬术钱半　新会皮钱半　川郁钱半

加料豆皮钱半。井水煎。

忽然吐衄，去血过多，纳减，精神不足，脉形虚数。此阳络内伤，血从外溢，防狂吐。

蛤粉炒阿胶钱半　马兜铃钱半　川贝钱半　淡金钗斛钱半　丹皮炭钱半　地榆炭钱半　朱茯神三钱　茜草根钱半　炒橘络五分

加旱莲草钱半。井水煎。

十九

肠澼频生，便血已久，纳减神疲，此阴络内伤，血从内溢，理之掣肘。

归身炭钱半　焦白芍钱半　地榆炭三钱
焦冬术钱半　云茯苓三钱　炮姜炭八分
怀膝炭三钱　焦扁豆三钱　炒橘白一钱
加桂圆肉三钱　[illegible]

肠澼频生，便血已久，纳减神疲，此阴络内伤，血从内溢，理之掣肘。

归身炭钱半　焦白芍钱半　地榆炭三钱　焦冬术钱半　云茯苓三钱　炮姜炭八分　怀膝炭三钱　焦扁豆三钱　炒橘白五分

加桂圆肉三钱。井水煎。

上海蔡氏妇科历代家藏医著集成

蔡小荪验案集存

蔡小荪 著

金毓莉 整理

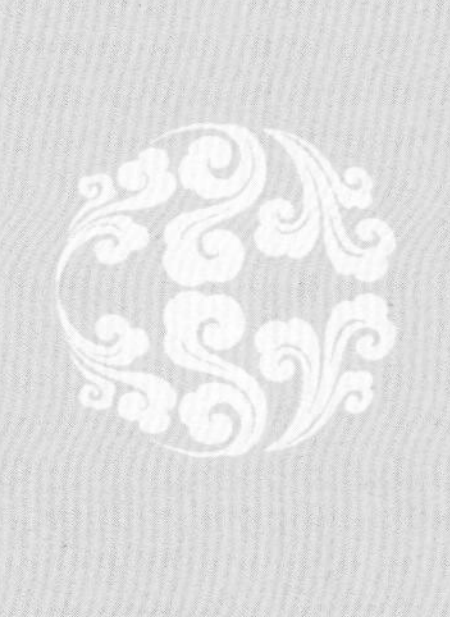

目录

痛经（原发性）胃窦炎、肠粘连、肠炎

75年右侧卵巢囊肿扭转手术切除

虞×× 26岁 女 未婚 公安人员

1977年7月5日初诊 十八岁癸水初潮，第二次经转即感剧腹痛，甚且昏厥，下瘀块后较舒，临前二天胀痠乏力，75年右侧卵巢囊肿扭转曾施手术，右少腹时感剧痛，昨又值期，（周期29天）量少不畅，近且外感寒热急诊后方退，余邪未清，腹部剧痛，又致昏厥，纳呆泛噁，心悸便溏，脉细软，苔薄白质微红，寒凝瘀滞，法当温通。

炒当归9克（三钱） 丹参9克（三钱） 赤芍9克（三钱） 制香附9克（三钱）
淡吴萸2.4克（八分） 木香4.5克（一钱半） 小茴香3克（一钱） 延胡索9克（三钱）
五灵脂9克（三钱） 制没药4.5克（一钱半） 炮姜2.4克（八分） （三帖）

7月26日复诊 发热新退，尚有低热，经期将届，脉弦，苔薄白，预为温通。

炒当归9克（三钱） 川芎9克（三钱） 赤芍9克（三钱） 制香附9克（三钱）
延胡索9克（三钱） 川牛膝9克（三钱） 红花4.5克（一钱半） 制没药4.5克（一钱半）
丹皮9克（三钱） 淡吴萸2.4克（八分） 失笑散12克（包）（四钱） 7帖

8月1日又复诊 今经行准期，量适中，腹痛较前轻

19　年　月　日　　第2页共4页

减，略痠，脘痛，脉弦，苔薄，拟理气调经

炒当归（三钱）9克　白芍（三钱）9克　丹参（三钱）9克　川芎（二钱）6克

制香附（三钱）9克　川楝子（三钱）9克　延胡索（三钱）9克　川断肉（三钱）9克

金毛脊（三钱）9克　川牛夕（三钱）9克　失笑散包（四钱）12克　三帖

8月23日　四诊　上次经痛已减，量不多无块，又将届期，大便不畅，脉细，苔薄质红，边有齿印，再为通调

炒当归（三钱）9克　川芎（三钱）9克　赤芍（三钱）9克　丹参（三钱）9克

制香附（三钱）9克　延胡索（三钱）9克　川牛夕（三钱）9克　红花（三钱）9克

桃仁泥（三钱）9克　失笑散包（五钱）15克　五帖

8月30日　五诊　经水将临，略有脘痛，近有胃痛，大便色深，脉细，苔薄白质红，仍宗前法出入，嘱验大便隐血，如阳性则暂停服。

炒当归（三钱）9克　川芎（三钱）9克　赤芍（三钱）9克　川牛膝（三钱）9克

制香附（三钱）9克　乌药（三钱）9克　制没药（一钱）3克　丹参（三钱）9克

延胡索（三钱）9克　川断肉（四钱）12克　失笑散包（四钱）12克　四帖

9月24日　六诊　上月药后翌日经临，量较畅，下块色深且多，腹痛显减，并感脘疼，通气较舒，脉细，苔薄白，又将临期，再当兼顾

上海纸品一厂出品　16开　写稿笺告纸（76.9-11）　20页　打字　302-45（1545）

蔡小荪验案集存　正文

3

19 年 月 日 第3页共4页

炒当归（三钱）9克 川芎（三钱）9克 川牛膝（三钱）9克 赤芍（三钱）9克

制香附（三钱）9克 乌药（三钱）9克 木香（一钱）3克 延胡索（三钱）9克

制没药（二钱）6克 鸡血藤（四钱）12克 失笑散包（五钱）15克 四帖

9月29日 七诊 调治以来，痛经月见好转，昨又临期，腹痛完全消失，纳食如常，便溏次多，虽见轻减，临前腰酸乏力，右腹吊痛均除，上月量畅下块色紫，今犹未下，略感腰酸，脉细弦，苔薄质红。方虽应手，未许根治，再从原议，以冀全效。

炒当归（三钱）9克 川芎（三钱）9克 川牛膝（三钱）9克 赤芍（三钱）9克

制香附（三钱）9克 木香（一钱半）4.5克 淡吴萸（八分）2.4克 延胡索（三钱）9克

川断肉（四钱）12克 金毛脊（四钱）12克 失笑散包（四钱）12克 二帖

另 八珍丸 三两 90克 分十日服

按：患者发生痛经已甫八年，初潮较迟，75年二月右侧卵巢囊肿扭转手术切除，并伴有肠粘连、肠炎、胃窦炎等症。体质虚羸，在所难免；经来瘀滞，排出困难，腹痛剧烈，体力不支，每致昏厥。加以脾阳不振，肠胃失健，平素易泻，经来辄溏，纳差泛呕，腰酸乏力，中气不足诸症毕现。经期虽准，通运受阻，体虚症实，两者间杂。鉴于病员每次来诊，均在经期前后，主要矛盾属瘀滞经痛，脾虚有寒，当予温通经脉。

上海纸品一厂出品 16开 双线报告纸（76.9-11）

初诊因隔宵寒热，达T38.5℃，急诊后方退，余邪未清，故于去瘀理气温中止痛方中，避川芎而用丹参；缘川芎下引血海，当时发热虽退未尽，恐引热入里。药后有所好转。复诊又值发热新退已有三天，略有低热，是为体虚不足，营卫不和。经期将届，预为温通，拟四物法去地黄，增牛膝、红花下引通经，延胡、没药、失笑散化瘀止痛，乌附理气调经，吴萸温中止吐除。丹皮助赤芍清热引血。因便溏见减，此次未用炮姜。经痛见轻减，量不多夹块。四诊又值经前，大便不通，宗前法增桃仁泥，以资通调，并润肠。五诊经犹未至，兼发胃痛，大便色深，恐有胃出血之虞，故嘱注意大便，有隐血即暂停上药。诊后第二天即经转量畅，下块色深且多，腹痛显减，当从原法处理。调治后第三次经行，腹痛已完全消失，原每行纳差泛恶，及临前腰痠乏力，右腹吊痛均除，便溏次多亦显著改善。宗前议另处八珍丸常服以巩固之。八年痛经基本治愈，惟体质尚未恢复，仍当继续调理，以杜反复。

上海纸盒一厂出品 16开 双线报告纸（76.9-11） 20克 打字 202-15（1545）

痛　经

（原发性）（胃窦炎、肠粘连、肠炎）

虞某，26岁，女，未婚，公安人员。

初诊（1977年7月5日）

18岁癸水初潮，第二次经转即每行腹痛，甚至昏厥，下瘀块后较舒，临前二日腰酸乏力。1975年右侧卵巢囊肿扭转曾施手术，右少腹时感吊痛。昨又值期（周期29日）量少不畅，近且外感寒热急诊后方退，余邪未清，腹部剧痛，又致昏厥纳呆泛恶，心悸便溏，脉细数，苔薄白质微红。寒凝瘀滞，法当温通。

炒当归三钱　丹参三钱　赤芍三钱　制香附三钱　淡吴茱萸八分　木香一钱五分　小茴香一钱　延胡索三钱　五灵脂三钱　制没药一钱五分　炮姜八分

3剂。

二诊（1977年7月26日）

发热新退，略有低热，经期将届，脉弦，苔薄白，预为温通。

炒当归三钱　川芎三钱　赤芍三钱　制香附三钱　延胡索三钱　川牛膝三钱　红花一钱五分　制没药一钱五分　丹皮三钱　淡吴茱萸八分　失笑散（包）四钱

6剂。

三诊（1977年8月1日）

今经行准期，量适中，腹痛较前轻减，略胀，腰酸，脉弦，苔薄。拟理气调经。

炒当归三钱　白芍三钱　丹参三钱　川芎二钱　制香附三钱　川楝子三钱　延胡索三钱　川断肉三钱　金毛脊三钱　川牛膝三钱　失笑散（包）四钱

3剂。

四诊（1977年8月23日）

上次经痛见减，量不多无块，又将届期。大便不畅，脉细，苔薄质红，边有齿印，再为通调。

炒当归三钱　川芎三钱　赤芍三钱　丹参三钱　制香附三钱　延胡索三钱　川牛膝三钱　红花三钱　桃红泥三钱　失笑散（包）五钱

5剂。

五诊（1977年8月30日）

经水将临，略有腰酸，近有胃痛，大便色深，脉细，苔薄白质红，仍宗前法出入，嘱验大便隐血，如阳性则暂停服。

炒当归三钱　川芎三钱　赤芍三钱　川牛膝三钱　制香附三钱　乌药三钱　制没药一钱　丹参三钱　延胡索三钱　川断肉四钱　失笑散（包）四钱

4剂。

六诊（1977年9月24日）

上月药后翌日经临，量较畅，下块色深且多，腹痛显减，兹感脘疼，通气较舒，脉细，苔薄白。又将临期，再当兼顾。

炒当归三钱　川芎三钱　川牛膝三钱　赤芍三钱　制香附三钱　乌药三钱　木香一钱　延胡索三钱　制没药二钱　鸡血藤四钱　失笑散（包）五钱

4剂。

七诊（1977年9月29日）

调治以来，痛经月见好转，昨又临期，腹痛完全消失，纳食如常，便溏次多，显见轻减，临前腰酸乏力，右腹吊痛均除，上月量畅下块色紫，今犹未下，略感腰酸，脉细弦，苔薄质红。方虽应手，未许根治，再从原议，以冀全效。

炒当归三钱　川芎三钱　川牛膝三钱　赤芍三钱　制香附三钱　木香一钱五分　淡吴茱萸八分　延胡索三钱　川断肉四钱　金毛脊四钱　失笑散（包）四钱

2剂。

另八珍丸三两，分10日服。

【按】患原发性痛经已甫8年，初潮较迟，1975年2月右侧卵巢囊肿扭转手术切除并伴有肠粘连、肠炎、胃窦炎等症。体质虚羸，在所难免；经来瘀滞，排出困难，疼痛剧烈，体力不支，每致昏厥。加以脾阳不振，肠胃失健，平素易泻。经来辄溏，纳差泛恶，腰酸乏力，中气不足，诸症毕现。经期虽准，通运受阻，体虚证实，两者间杂。鉴于患者每次来诊，均在经期前后，主要矛盾属瘀滞经痛、脾虚有寒，当予温通经脉。初诊因隔宵寒热达体温38.5摄氏度，急诊后方退，余邪未清，故于去瘀理气、温中止痛方中，避川芎而用丹参；缘川芎下行血海，当时发热虽退未尽，恐引热入里。药后有所好转，复诊又值发热新退已甫3日，略有低热。是为体虚不足，营卫不和，经期将届，预为温通，拟四物法去地黄，增牛膝、红花下行通经，延胡、没药、失笑散化瘀止痛，香附理气调经，吴茱萸温中止吐泻，丹皮助赤芍清热行血，因便溏见减，此次未用炮姜，经痛见轻，量不多无块。四诊又凭经前，大便不通，宗前法增桃仁泥，以资通调，并润肠。五诊经犹未至，兼发胃痛，大便色深，恐有胃出血之变，故嘱注意大便，有隐血即暂停上药。诊后第二日即经转量畅，下块色深且多，腹痛显减，当从原法处理，调治后第三次经行，腹痛已完全消失，原每行纳差泛恶，及临前腰酸乏力、右腹吊痛均除，便溏次多亦显著改善。宗前议另处八珍丸常服以巩固之。8年痛经基本治愈，唯体质尚未恢复，仍当继续调理，以杜反复。

痛　经

（子宫内膜异位症）

滕某，女，27岁，未婚，医务工作者（江湾医院）。

初诊（1976年12月30日）

患者18岁初潮，月经周期32日，约5日净。自1972年参加工作后，开始有痛经，初起可用针刺缓解，以后逐渐加重。1973年起每次需用可待因及哌替啶，并必须休息2日，不能工作。

妇科检查：月经来第一日极少，暗红，第二日开始有2厘米 ×1厘米大小之膜样物排出后疼痛才减轻。平时带较多，色黄不痒，以往无特殊疾患，腹软无压痛及包块，外阴发育正常，处女膜完整，肛查子宫前屈，正常大小，活动好，左附件（—），右侧宫旁颈体交界处有结节状增厚如黄豆大小结节突起2个，轻度压痛，右侧卵巢约1.5厘米大小活动。

经期尚准，每腹部剧痛，喜暖喜按，甚且呕吐，肢清，里急感，大便不实，下血块及膜后痛较缓，脉细，苔白。寒凝瘀滞，拟予温通。

炒当归三钱　川芎三钱　川牛膝三钱　赤芍三钱　桂心七分　制香附三钱　延胡索三钱　苏木三钱　淡吴茱萸八分　煨姜二片　熟附片三钱　制乳香、制没药各一钱五分　失笑散（包）五钱

经前4日左右即开始连服七剂，经净后服四物益母丸1周，每日三钱，兹后由患者本院根据上法继续处方治疗。

二诊（1977年5月19日）（经期4月23日）

药后腹痛有所好转，已停用哌替啶，由于过去腹痛剧烈，顾虑复发，仍自服可待因一片，腹冷显减，呕吐亦瘥，脉细、苔薄质红。从前法出入。

炒当归三钱　川芎三钱　川牛膝三钱　赤芍三钱　桂心七分　煨姜二片　延胡索三钱　苏木三钱　制香附三钱　桃红泥三钱　艾叶八分　失笑散五钱

仍服7剂。

三诊（1977年6月10日）（经期5月27日）

此次经行第一日未痛，呕吐亦除。第二日痛势较前显减，下块及膜见少，脉细舌赤。再从前法进退。

炒当归三钱　赤芍三钱　川芎三钱　川牛膝三钱　延胡索三钱　桂心七分　苏木三钱　制香附三钱　淡吴茱萸八分　制乳香、制没药各一钱五分　红花一钱五分　失笑散五钱

服7剂，经后仍服四物益母丸10日，每日三钱。

四诊（1977年7月12日）（经期7月2日）

经行后期尚畅，块少有膜，腹微痛极轻，症势显减，近有腰酸，掌心热，脉微弦，苔薄质红，边有齿印。肝肾不足，再拟调理以资巩固。

炒当归三钱　怀牛膝三钱　大生地三钱　赤芍三钱　熟女贞三钱　川芎一钱五分　川断肉三钱　金毛脊三钱　云茯苓四钱　泽泻三钱　丹皮三钱

服4剂药后仍继服四物益母丸10日，每日三钱。

五诊（1977年7月29日）

经期将届，纳差，余无所苦，脉微弦，苔薄。拟理气调经，化瘀止痛。

炒当归三钱　川芎三钱　川牛膝三钱　淡吴茱萸八分　赤芍三钱　延胡索三钱　制香附三钱　制没药一钱五分　川桂枝五分　真血竭六分　失笑散五钱

5剂。

【按】经痛已甫5年，痛势逐月转剧，必须卧床休息。第二年起即每月需用哌替啶及可待因。按本证属瘀滞挟寒，故腹痛喜按喜暖，肢清苔白。据一般规律，喜按属虚，拒按属实，上述喜按是有寒之故，不作虚痛论，因下块及膜后腹痛即缓，是为瘀滞现象，不通则痛，应予温宫逐寒、活血化瘀，加重失笑散剂量，药后痛势逐减。四诊有肝肾阴虚现象，故暂拟养阴泻火并补肝肾，以后仍用四物益母丸巩固之。五诊根据妇检仍有结节，故方中增血竭以散瘀消结，桂枝以温经通络去瘀。由于该患者住在郊区及工作关系，来院不便，故每次治疗均未值经期，只能预先处方备用，虽然症状显著好转，已停用哌替啶及可待因，并不须休息，可照常工作，患者主观上认为已经治愈，可以勿药，但据妇科检查结节犹未全消，其治疗过程中，不够密切配合，故效果尚欠满意。

子宫内膜异位症

（月经过多、经来剧痛）

王某，47岁，女，已婚，静安区红专学院教师。

初诊（1977年9月20日）

曾育四胎，经期尚可（最近经期9月8日），始则微黑，不多，每第二日起色鲜似崩，满腹进行性剧痛，腰酸，辄身热达体温38摄氏度。平素少腹两侧作胀。妇科检查：左侧卵巢囊肿大于乒乓球，两侧输卵管积水，宫颈管后壁有二结节大于黄豆，断为子宫内膜异位症。并患冠状动脉粥样硬化性心脏病（简称冠心病）、高血压，脉细微弦，苔薄质偏红，边有紫点。瘀结积水。始先利水通络，清热化瘀。

川桂枝一钱五分　云茯苓四钱　赤芍三钱　丹皮三钱　桃仁泥三钱　炒当归三钱　制香附三钱　败酱草一两　柴胡梢二钱　皂角刺三钱　失笑散（包）四钱

7剂。

二诊（1977年10月5日）

经期略早，今甫4日，过多下膜及块，腹痛较前轻减，头晕乏力，原每行发热，此次未作，脉虚，苔薄。气血较虚，再为两顾。

炒潞党三钱　炒当归三钱　赤芍三钱　丹皮三钱　制香附三钱　川桂枝一钱五分　败酱草一两　云茯苓四钱　生蒲黄三钱　柴胡梢二钱　生甘草一钱

3 剂。

三诊（1977 年 10 月 31 日）

昨行准期（最近经期 10 月 2 日、10 月 30 日），量亦不多，腹痛显减，寒热未作，臀部酸胀，晨醒自汗，脉细，苔薄，微腻边有齿印。症势见减，似宗原法增易。

炒当归三钱　制香附三钱　延胡索三钱　川桂枝八分　广郁金三钱　怀牛膝三钱　赤芍三钱　丹皮三钱　败酱草五钱　花蕊石三钱　失笑散（包）四钱

3 剂。

四诊（1977 年 11 月 21 日）

近日妇科检查，囊肿及小结节均缩小，经期将届，胸部压痛似虫爬感，须臾即瘥，腰酸且胀，小腹微胀，肛掣，脉细，苔薄边有齿印。预为活血通络。

炒当归三钱　川芎三钱　丹参四钱　赤芍三钱　广郁金三钱　制香附三钱　川牛膝三钱　川桂枝一钱五分　制乳香、制没药各一钱五分　莪术三钱　延胡索三钱　失笑散（包）五钱

5 剂。

五诊（1977 年 12 月 2 日）

经期已准（最近经期 11 月 27 日），量较前次略少，少腹两侧

痛轻减，抽紧感显瘥，清晨自汗亦止，近左膝疼痛，脉细，苔薄边有齿印。再拟活血化瘀，通络散结。

炒当归三钱　丹参三钱　川牛膝三钱　川桂枝一钱五分　云茯苓四钱　赤芍三钱　丹皮三钱　桃仁泥三钱　莪术三钱　槟榔三钱　炙甲片三钱　真血竭六分

7剂。

六诊（1977年12月21日）

经期将届，腰酸肛掣，小腹隐痛，左膝酸楚，脉细，苔薄胖，边有齿印。症势见轻，当从原议。

炒当归三钱　川牛膝三钱　制香附三钱　延胡索三钱　干漆一钱五分　川芎一钱　花蕊石四钱　生蒲黄一两　五灵脂三钱　白芍三钱　鸡血藤四钱

5剂。

七诊（1977年12月27日）

经行准期（最近经期12月25日），量亦适中，第一日下膜状，色黑，较前次略多，腹痛显减（原大便或矢气时痛剧，现亦轻减），渴不欲饮，昨形寒，臀胀，腰酸，自觉两侧卵巢处痛似烧灼感，脉细，舌偏红边有齿印。症势虽减，仍难忽视，再从原法加减。

炒当归三钱　川芎一钱　丹参三钱　黑荠穗三钱　赤芍、白芍各三钱　川牛膝三钱　花蕊石四钱　生蒲黄一两　五灵脂三钱　制香附三钱　延胡索三钱

3剂。

八诊（1978年1月21日）

今值经行，量亦正常，下块及膜，呈棕色，腹痛续见轻可

（原满腹痛，现范围大为缩小，仅小腹两侧微痛，喜按喜暖，烧灼感亦瘥），肛门抽痛虽轻未除，腰略酸，神疲，近又心区阵痛，日仍数次，脉细，苔极薄，质偏红边有齿印。症显好转，原法进退。近妇科检查：左侧包块似乒乓球，后颈管后壁小结节似小绿豆。

炒当归三钱　丹参二钱　川牛膝三钱　广郁金三钱　制香附三钱　赤芍三钱　延胡索三钱　川桂枝八分　苏木三钱　花蕊石四钱　生蒲黄一两　五灵脂三钱

3剂。

【按】经来过多似崩，按一般正治，自当止血塞流，唯每至下块及膜，腹部剧痛，逐月增烈，显示宿瘀蓄积。妇科检查：有结节，是为子宫内膜异位症，由来多年，体质已虚，势颇纠缠，难许速效。证属虚中夹实，如按常规处理，则愈塞流，崩愈甚，痛更剧，且两侧输卵管积水，似是炎症引起，致平时少腹作痛，大便矢气则腹痛尤剧。辨证求因，法当从实论治，非活血化瘀，确难收效。经净以后可略增调养，临前再为通络散结。治宗桂枝茯苓丸法，以桂枝之温经通络，通阳去瘀，辅茯苓以利水；赤芍、丹皮清热消炎，散瘀活血；桃仁破瘀化癥；失笑散去瘀化癥，止痛。上述二方为主，余药随症加减，药后第一次经行量仍过多，腹痛见减，原每行第二日辄发热达38摄氏度，此后从未复发。按发热为血瘀化热，瘀去则营卫调和、发热自退，桂枝茯苓法可兼顾并蓄，故不须另增方药，逐月调治，症势日见轻减，妇科检查示囊肿及结节均缩小。末次检查宫颈管后壁处小结节已小于绿豆（原大于黄豆），左侧包块消退较慢，似小于乒乓球（原大于乒乓球）。总计治疗4个月，经转5次，症状显著好转，经期经量完全正常，腹部剧痛亦除，范围缩小，仅余少腹两侧轻微疼痛，每行发热立愈，唯体质尚虚，且兼冠心病、高血压，自当继续调治，援“大积大聚，衰其大半而止”旨，扶正去邪，冀收全功。

痛经、不孕

（慢性附件炎、附件包块3厘米 ×3厘米 ×2.5厘米粘连、宫颈糜烂、经前紧张症）

郑某，女，29岁，已婚，职员，上海提琴厂。

初诊（1975年5月16日）

婚2年许未育，经期尚准，临前沉闷急躁，每行第二日起腹冷痛吐泻、畏寒肢清自汗，由来7年，服止痛片及注阿托品均失效。兹月事方净，脉细，苔薄白。肝郁气滞，寒湿凝阻。拟先疏肝舒郁后再温调冲任。

炒当归三钱　大熟地三钱　川芎一钱五分　白芍三钱　柴胡一钱五分　广郁金三钱　陈皮一钱五分　合欢皮三钱　泽泻三钱　清炙甘草八分

5剂。

二诊（1975年7月26日）

药后见舒，经期将届，神差微畏寒，脉细，苔薄白。拟温调冲任。

炒当归三钱　姜半夏一钱五分　煨木香一钱　川桂枝八分　白芍三钱　淡吴茱萸八分　川芎一钱五分　延胡索三钱　淡干姜八分　失笑散四钱

4剂。

三诊（1975年8月28日）

经行准期，量已减少，腹痛吐泻显见好转，唯头晕未除，动则心慌，脉细，苔薄白，质淡红。心血不足，再以和养。

炒潞党四钱　炒白术三钱　炒当归三钱　大熟地三钱　远志一钱五分　甘杞子四钱　白芍三钱　熟女贞三钱　墨旱莲三钱　红枣五钱

4剂。

四诊（1975年9月2日）

腰酸乏力，带下间赤，脉细，苔薄白，质红。拟健固脾肾。

炒潞党三钱　炒白术三钱　云茯苓四钱　焦白芍三钱　川断肉四钱　金毛脊四钱　海螵蛸三钱　鸡冠花四钱　乌鸡丸一粒

4剂。

五诊（1975年9月10日）

诸症显减，胃纳较差，脉细，苔薄质红。从前法出入。

炒淮党三钱　炒白术三钱　云茯苓四钱　焦白芍三钱　川断肉三钱　金毛脊三钱　陈皮一钱五分　香谷芽五钱　乌鸡丸一粒

4剂。

六诊（1975年9月20日）

治疗后腹泻基本已愈，吐减痛轻，平素晨间腹疼亦止，经事值期，脉细，舌质红苔薄，根微白。下焦寒象尚未根除，再拟温调。

炒当归三钱　淡吴茱萸八分　炒白术三钱　炮姜一钱　川芎一钱五分　焦白芍三钱　木香一钱　延胡索三钱　五灵脂三钱　川断肉四钱　金毛脊四钱

3剂。

七诊（1975年10月24日）

近日妇科检查仍有附件炎，少腹酸胀，下坠感，会阴痛，甚达半夜方止，脉细，苔薄满白。拟疏肝理气，消炎止痛。

炒当归三钱　柴胡梢二钱　赤芍三钱　丹皮三钱　川桂枝八分　败酱草五钱　川楝子三钱　延胡索三钱　制香附三钱　生甘草八分

3剂。

八诊（1975年11月4日）

神志恍惚，烦躁易怒，悲伤欲哭，胸闷乳胀，下腹及会阴两侧掣住感，劳累则觉阴坠。肝郁气滞，上扰下迫，脉细微弦，苔白尖红。拟疏肝宽胸，甘以缓急。

炒当归三钱　柴胡一钱半　白芍三钱　淮小麦一两　广郁金三钱　青皮、陈皮各一钱五分　云茯苓四钱　姜半夏一钱五分　川楝子三钱　生甘草一钱

4剂。

九诊（1975年11月8日）

药后胸乳胀均减，烦躁欲哭显除，神志稍定，性情宽缓，经期将届，脉弦，苔薄边红。预为温调。

炒当归三钱　川芎一钱五分　赤芍三钱　桂心七分　制香附三钱　延胡索三钱　淡吴茱萸八分　熟附片三钱　制没药一钱五分　艾叶八分

4剂。

十诊（1975年11月18日）

此次经行准期，腹痛显减兹将净，左少腹酸胀似刺，脉细微

弦，苔薄质红。宗前法参疏肝理气。

炒当归三钱 川芎一钱五分 赤芍三钱 柴胡梢二钱 川楝子三钱 川桂枝一钱 丹皮三钱 延胡索三钱 双寄生三钱 川断肉三钱 炒白术三钱

3剂

十一诊（1976年12月6日）

月事逾期周许未行，腰微酸，腹微胀，近纳呆畏寒，脉略弦，苔薄白，拟先和理，待查（最近经期10月28日）。

炒当归三钱 炒白术三钱 云茯苓四钱 姜半夏一钱五分 川断肉三钱 双寄生三钱 木香一钱 陈皮一钱半 远志一钱 香谷芽五钱

3剂。

十二诊（1977年1月15日）

据云妊二月半，上月腹剧痛由妇产科急诊怀疑宫外孕（异位妊娠），作后穹窿穿刺，并服破瘀药多剂及三七末六瓶，未获端倪。近验尿妊娠反应阳性，超声波检查有胎心，兹胸闷脘腹作胀，腰微酸，带下色兼粉红，溲频，脉细弦微滑，苔白略腻，前半微青。胎之受损唯恐难免，姑拟和养安固，尚待详察。

炒杜仲三钱 川断肉三钱 金毛脊三钱 炒白术三钱 白芍三钱 双寄生三钱 覆盆子三钱 木香一钱 砂仁一钱 苏梗三钱 南瓜蒂三个

3剂。

【按】痛经七年，服止痛片及注阿托品均失效，证属寒湿凝滞，以故不孕，且有经前紧张症、附件炎、粘连、包块、宫颈糜烂等症，势颇复杂，难许速痊，因分期随症处理，经前用疏肝舒郁，宽胸缓急，拟逍遥散并甘麦大枣法出入，经期以温宫逐寒，调经止痛为重，初用四物佐吴茱萸、姜、桂等加减，虽效不显，继从原法增附片、艾叶、没药等增损，效果方著，缘有慢性附件炎，吐泻现象消除较速，腹痛缠绵较久，故经净后着重疏肝理气，消炎止痛，以败酱、柴胡梢、赤芍、丹皮及川楝子、延胡为主，佐桂枝辛散温宣，通引经络，诸症逐步好转。然在治疗过程中，由于饮食起居、心情、寒湿等不同影响，症状有所反复，唯较前轻可，经过不断治疗，达1年又3个月之久，于1976年10月28末次经行后即怀孕，计不孕约3年许。上述病案举典型十二诊为例，余从略，但于妊娠将2个月时，突感腹部剧痛，由妇产科急诊怀疑为宫外孕，作后穹窿穿刺，并服破瘀中药多剂，及三七末六瓶未获端倪，仍来本院治疗，当时腰微酸，带下色兼粉红，小便频数，苔白略腻前半微青。鉴于目前波折，胎之受损，唯恐难免，然脉象细弦尚有滑意，妊娠反应仍为阳性，加以超声波测到胎心，因此未作死胎处理，仍拟和养安固为主，几经调治，于1977年7月中旬得一男，早产18日，完好无损。

月经过多，黄带

（贫血眩晕、慢性附件炎、宫颈糜烂Ⅱ度）

严某，40岁，女，已婚，教师。

初诊（1977年9月8日）

曾育二胎，妇科检查有慢性附件炎，宫颈糜烂Ⅱ度，屡经中西法治疗未效，致眩晕不能看书工作，据云自1968年产后贫血迄今，血红蛋白8.5克/升。过去曾接触X射线及磷与毒气多年，经期尚准，量多如注，次日下血块，第三日起淋滴约1周始止，临前烦躁，净后疲惫，兹行方歇，带多黄臭，口气较重，脉微弦，苔白略厚边赤。血虚肝旺，湿热下注。姑先利湿泻火，后再议补（最近经期8月28日）。

云茯苓四钱　姜半夏一钱五分　炒白术三钱　条芩三钱　泽泻三钱　生薏苡仁一两　椿根皮四钱　白槿花四钱　白蒺藜三钱　白芷一钱　黑栀子三钱

4剂。

二诊（1977年9月12日）

药后口气显瘥，舌苔亦清，带多黄臭大减。症见好转，唯平素夜间溲频，受凉即易腹泻，脾肾不足，由此可见，脉细微弦，苔薄白边红，宗前法参缩尿。

云茯苓四钱　炒白术三钱　条芩三钱　生薏苡仁四钱　泽泻三钱　覆盆子三钱　椿根皮四钱　白蒺藜三钱　熟女贞三钱　海螵蛸三钱

3剂。

三诊（1977年9月15日）

带下续减，色白极少无臭，夜间溲频亦瘥，原每宵四次，现如寐安则一次，满腹隐痛，由来已久，受寒即发，日来又作，脉微弦，苔薄白微腻尖光赤。再拟兼理肝肾，佐温中。

云茯苓四钱　大生地三钱　甘杞子五钱　炒怀山药三钱　熟女贞三钱　泽泻三钱　覆盆子三钱　益智仁一钱五分　生薏苡仁四钱　淡吴茱

萸八分　木香一钱

5 剂。

四诊（1977 年 9 月 20 日）

精神显振，体力亦增，带下不多，近劳累少寐，昨夜半送客车站，不免受凉，腹又隐痛，脉细，苔腻边尖赤。经水将临，当温中调经。

炒当归三钱　丹参三钱　赤白芍各三钱　木香一钱半　小茴香一钱　熟女贞三钱　云茯苓四钱　朱远志一钱半　夜交藤四钱　姜半夏一钱五分　生蒲黄三钱

3 剂。

五诊（1977 年 9 月 23 日）

过去变换工作或环境，经即先期，兹行超前 1 周，今甫 3 日（最近经期 8 月 25 日、9 月 20 日）原过多如注，此次大减，血块亦少，且小。第一日色微黑，旋红，脉细，苔白边红，情况显见好转，仍宗前法进退。

炒潞党三钱　炒白术三钱　炒当归三钱　丹参三钱　熟女贞三钱　墨旱莲三钱　制香附三钱　云茯苓四钱　姜半夏一钱五分　远志一钱五分　陈皮一钱半

3 剂。

六诊（1977 年 9 月 26 日）

经今净，量及血块显著减少，原经净疲惫似大病后，目前已无此感觉，寐欠安，看书即作，脉尚少力，苔薄微黄边略红，诸症虽瘥，体虚未复，再予和养。

孩儿参三钱　炒潞党三钱　炒当归三钱　熟女贞三钱　墨旱莲三钱　白芍三钱　制黄精四钱　甘杞子五钱　云茯苓四钱　朱远志一钱半　夜交藤五钱

7剂。

七诊（1977年10月5日）

经净辄头晕，此次未作，夜寐已安，精神较振，并感有力，白带亦少，2年前挫伤腰部，近劳累后又痛，脉略虚，苔薄白腻质红。原法加减。

炒潞党四钱　炒白术三钱　云茯苓四钱　姜半夏三钱　焦薏苡仁五钱　远志一钱五分　夜交藤四钱　甘杞子四钱　熟女贞三钱　陈皮一钱五分　健腰丸（吞）三钱

5剂。

八诊（1977年10月15日）

以往俯身洗涤过久，腰部即不能直起，昨晨大量洗衣，但觉微酸，俯仰自如，唯接待宾朋，劳神逾常，致夜寐多梦，脉细苔薄，边尖赤，宿恙俱息。拟宁神益肾，以资巩固。

云茯苓四钱　大熟地三钱　川断肉四钱　金毛脊四钱　双寄生三钱　远志一钱五分　磁石一两　北五味七分　麦冬三钱　熟女贞三钱　墨旱莲三钱

5剂。

【按】目为肝之外候，肝藏血，气血不充，两目眩晕。缘患者产后调摄失宜，贫血将甫10年，屡治未效。且曾接触X射线及磷与毒气多年，益见亏损。血不养肝、脾肾交虚，由是藏统失司，经来始而过多如注，继则淋漓。肝阴不足，怒火内盛，经前烦躁，净后血海空虚，脾肾两亏，疲惫不堪，一如大病初愈。且素任教学职务，不免阅读过多，久视则致伤血，上述种种交互影响，缠绵年久，竟不能看书工作。血虚之体，养血为先，似无不当，唯初诊适经行方净，带多黄臭，口气较重，当时矛盾，湿热下注为主，急则治标，因先利湿泻火，投剂后显效。由于平素夜间溲频，受凉即易腹泻及满腹隐痛，是以复诊宗前法参健固脾肾，并佐温中理气，症续轻减，精神显振，体力亦增。唯经期将届，过多堪虞，当预为调固，防患未然，鉴于每行有块，似不宜专事固涩，故用当归、丹参养血调经，去瘀生新。赤芍、白芍平肝敛阴、行血止血，女贞子养阴补肝肾，生蒲黄活血止血，药后经量大减，血块少而且小，5日即止，情况显著好转。净后亦无头晕疲惫等现象，处方遂即着手和养补益。但腰部曾于2年前挫伤，劳累则痛，不能直起，原法增健腰丸，5剂而腰痛显瘥，且洗涤大量衣服，但觉微酸，俯仰自如。综观治疗过程，症势日见轻可，每方均效，然仍不能久阅书报，因在外地工作急需离沪治疗中辍，嘱仍须继续调理，以期全愈。

人工流产后月经过多

（阴虚血热型）

胡某，41岁，女，已婚，上海美术公司。

初诊（1977年5月25日）

曾育二胎，今春3月7日人工流产后，恶露淋漓二旬余始净，继而经行过多（最近经期4月8日、5月3日），色鲜且稠，每入晡阵下如注，迄今将月，屡注各种针剂及服中西药十余剂均未效，头晕腰酸肢软，有时腹痛，脉象细软，舌薄微腻质红。阴虚血热，冲任失固。法当清营调固。

炒当归三钱　丹参三钱　生地炭一两　侧柏叶三钱　炒蒲黄三钱　川断肉四钱　金毛脊四钱　丹皮炭三钱　白芍三钱　地榆炭三钱　固经丸（吞）三钱

3剂。

二诊（1977年5月28日）

药后经量已减，色红似冻，腰酸肢软，小腹微痛，脉细软，苔薄中尖腻边赤。症势见瘥，体虚未复，治宗原法，略参扶正。

炒当归三钱　丹参三钱　炒潞党四钱　生地炭一两　侧柏叶三钱　炒蒲黄三钱　川断肉四钱　金毛脊四钱　丹皮炭三钱　白芍三钱　地榆炭三钱　固经丸（吞）三钱

3剂。

三诊（1977年5月31日）

淋漓已净，头晕腰酸，肢软乏力，略有黄带，脉虚，苔薄质红，尖腻。再予和养调理，以资巩固。

炒潞党三钱　炒白术三钱　云茯苓四钱　炒当归三钱　大生地三钱　白芍三钱　炒杜仲三钱　川断肉四钱　金毛脊四钱　甘杞子四钱　双寄生四钱　泽泻三钱

5剂。

【按】正产如瓜熟蒂落，小产则生采硬摘，故前人有小产后之将养当十倍于正产之说。可见对小产重视之一斑，通常正产以后恶露持续20日左右净。小产则不然，特别是人工流产，往往术后未几即止。该患者恶露淋漓达二旬余，大致均由调摄失宜、瘀露未清、冲任不固所起，拖延日久，体虚尤甚，净未数日，即满月经转。一般术后首次行经量多难免，以后即趋正常，不期此次来潮甚于前月。20余日不止，屡用催产素、肾上腺色腙、红孩儿、维生素K、仙鹤草素片，肌内及静脉注射各种针剂并中药10余剂均未效。且每值傍晚阵下如注，色鲜而稠。综上所述，显系阴虚血热，迫而下行，如枉事温补，或单纯固涩，恐均难取效。血得热则行，得寒则止，热者清之，当逆其病而施治，故拟养血育阴，清热固经。鉴于有时腹痛，防其尚有残瘀，因于生地、白芍、侧柏、丹皮、地榆、固经丸清热养阴止血外，参当归、丹参以祛瘀生新。川断、狗脊补肾健腰，蒲黄祛瘀止血。药后经量即见减少，由于流产不免体虚，复诊从原方加党参以益气扶正，不三剂而完全净止。症状虽除，气血已耗，肝肾不足，且略有黄带，可见余热未净，再宗八珍汤加减，增杜仲、川断、狗脊、枸杞子、双寄生等，气血双疗，脾肾兼顾，参泽泻助茯苓以渗湿泻火，投剂后续趋康复。

暴　崩

（虚中夹实型）

李某，43岁，女，已婚，农民，江湾公社镇南大队。

初诊（1977年11月14日）

曾育四胎，1964年施直肠及乙状结肠部分切除术，左侧输卵管卵巢切除（病理：良性畸胎瘤积脓，慢性输卵管炎），1975 年因腹部不适，经妇科检查诊断为右侧输卵管卵巢炎性肿块约 7 厘米 ×6 厘米 ×5 厘米，不活动，经期尚准（最近经期 10 月 15 日、11 月 11 日）。此次突狂行如注，有块且大，色红或黑，腰酸腹痛，用中西药均未效，脉略虚，苔薄质偏红。气虚挟瘀，冲任不固。拟益气调固，参去瘀生新。

炒潞党五钱　炙黄芪五钱　炒当归三钱　生地炭一两　炮姜炭一钱　生蒲黄五钱　花蕊石四钱　焦白芍三钱　地榆炭三钱　熟大黄炭三钱　陈棕炭三钱　三七末（吞）一钱

3 剂。

二诊（1977 年 11 月 17 日）

药后崩势立缓，未下块，今已净，腹痛亦止，唯目花乏力，腰腿酸软，肢清，脉细，苔薄白。症势显减，体虚受损，拟和养调摄。

炒潞党四钱　炙黄芪四钱　炒当归三钱　炒杜仲三钱　白芍三钱　川断肉四钱　桑寄生三钱　制黄精四钱　仙鹤草五钱　陈皮一钱五分　大枣一两

4 剂。

三诊（1977 年 11 月 21 日）

腰酸见减，曾自服三七伤药片，幸血崩未见反复，纳呆乏力，大便易溏，脉濡，苔薄白，边有齿印。气虚不足，脾肾两亏。再当补气养血，健固脾肾。

炒潞党四钱　炒黄芪四钱　炒当归三钱　制黄精四钱　炒杜仲三钱　川断肉四钱　炒白术三钱　补骨脂三钱　陈皮一钱五分　香谷芽五钱　大枣五钱

7剂。

【按】治疗血崩，以塞流、澄源、复旧为三个主要步骤，前人并有"暴崩宜止，久崩宜补"之说，阐明突然血崩，以止血为先，根据"急则治标，缓则治本"原则，补气止血，以防虚脱，患者突然大量出血，当属暴崩急症。由于在农村工作辛劳过甚，难免气虚不足，劳伤冲任，不能约制经血，以致大下不止，但间有血块且大，并伴腹痛，显见兼挟血瘀，证属虚中夹实，是以单纯止血塞流症势依然，未能收效。因拟益气调固，参去瘀生新，用参、芪补气摄血；当归、白芍养血调经；生地炭、炮姜炭温凉并蓄，互制偏胜，止血固崩；陈棕、地榆、熟大黄等炭凉血止血并寓去瘀；蒲黄、花蕊石、三七去瘀生新止血。主要治则，寓攻于补，药后崩势立缓，血块即除，3日全止，症势显著好转。唯究因曾经手术，冲任不免受损，加以平素操劳过度，脾肾交虚，故目花乏力，腰腿酸软，大便易溏。复诊除去瘀止血药，以益气健脾补肾为主，治本复原，以资巩固，在治疗过程中不能拘于一法，必须辨别证因，按实际情况，温凉并用，攻补兼施，方可取得预期效果。

崩　漏

（室女）

黄某，女，31岁，未婚，医务工作者（油脂四厂）。

初诊（1977年2月25日）

经每先期，月经周期3～8/22～23日，兹行过多如注，屡注各种止血剂未效，迄已二旬，色淡质稀，眩晕乏力，面色萎黄，有肾炎史，妇科肛诊无异常。近自服益母膏，脉细，苔薄，边光，略红。气血两亏，冲任失固。拟益气养血，调固为治。

炒党参五钱　炙黄芪三钱　炒当归三钱　白芍三钱　生地炭一两　炮姜炭一钱五分　熟附片三钱　炒蒲黄三钱　仙鹤草一两　陈棕炭三钱　阿胶珠三钱

3剂。

二诊（1977年2月28日）

药后次日下午经量即少，第三日净，症势显减，唯仍有呕吐，昨起轻可，脉细重按微弱，苔薄，边尖淡红。再拟益气养血，以固冲任。

炒党参五钱　炙黄芪三钱　炒当归三钱　白芍三钱　熟女贞三钱　墨旱莲五钱　仙鹤草五钱　炒白术三钱　木香一钱　陈皮一钱五分　阿胶珠三钱

3剂。

三诊（1977年3月4日）

气血大亏，体虚未复，腰酸乏力，面黄少华，脉细略数，苔淡薄。再拟益气养营。

炒党参五钱　炙黄芪五钱　炒当归三钱　白芍三钱　熟女贞三钱　墨旱莲五钱　川断肉三钱　金毛脊三钱　大枣一两　陈阿胶三钱

5剂。

四诊（1977年3月11日）

头晕较减，面黄少华，血常规有所好转，脉细，苔淡薄。再宗前法出入。

炒党参五钱　炙黄芪五钱　炒当归三钱　白芍三钱　熟女贞三钱　墨旱莲三钱　大生地三钱　川断肉四钱　金毛脊四钱　制黄精四钱　陈阿胶三钱

5剂。

【按】经崩二旬，血红蛋白5克/升，屡用各种止血药及注射针剂均未效，面黄似蜡，血色全无，气血大耗，显见一斑。缘去血过多，气亦随亏，统摄无权，冲任失固，故经色淡而质稀，说明并无瘀积之象，断为虚证，似无异议。且绵延日久，中气更趋衰陷，肾阳难免不充，若再贻误，虚脱堪虞。鉴于当时病势较重，有形之血不能速生，无形之气所当急固，因用参芪佐附片、炮姜，以益气助阳为主，辅四物去川芎，增阿胶、仙鹤草、陈棕、蒲黄以养血固冲任。一诊即应手取效，复诊从原法去姜、附及陈棕、蒲黄，增二至丸法并和中理气药以巩固之；三诊后血常规亦趋好转，此后届期又转月经，色量如常，按一般崩症，血热较多，虚寒较少。本病例初起冲任失固，继致气血大亏，崩久肾阳不充，而成虚寒之象，如单纯益气止血，而忽视助阳，则疗效自当改观，待血止之后即去姜附，因该药毕竟温燥，崩后失血，多用恐非所宜，故只需益气养血，自然阳生阴长，康复可期。

崩　漏

（阳虚型）

臧某，22岁，女，未婚，杭州工作。

初诊（1976年6月25日）

经阻3个月许而崩（最近经期2月25日、5月31日），屡经治疗，服激素及中药并输血后崩势较缓，犹未净止，迄今25日，色淡质稀，接触凉水即下血量多，面色萎黄（血红蛋白6.2克/升，红细胞计数2.49×10^{12}/升），脉细苔淡白，边有齿印。营血亏耗，气虚不摄，血脱益气，宗斯为治，参助阳温涩。

炒路党四钱　炙绵芪五钱　当归炭三钱　熟附片三钱　牛角鳃三钱　炮姜炭一钱　生地炭四钱　焦白芍三钱　煅牡蛎一两　仙鹤草一两　蒲黄炒阿胶三钱

3剂。

二诊（1976年6月28日）

药后经漏翌日即止，脉细，苔淡。气血大亏，再予补益，慎防反复。

炒路党四钱　炙黄芪四钱　炒白术三钱　炒当归三钱　大熟地三钱　焦白芍三钱　熟女贞三钱　墨旱莲五钱　仙鹤草五钱　陈皮一钱五分　阿胶三钱　大枣五钱

4剂。

三诊（1976年7月13日）

病势续减，体虚未复（血红蛋白7.8克/升，红细胞计数2.75×10^{12}/升，白细胞计数5.4×10^{9}/升，血小板计数1.37×10^{9}/升），脉虚，苔淡白略润，气血仍亏。还须善为调补，以杜再崩。

移山参三钱　炒路党三钱　炒黄芪三钱　炒白术三钱　炒当归三钱

制黄精四钱　焦白芍三钱　甘杞子四钱　墨旱莲三钱　陈皮一钱五分　阿胶珠三钱　大枣五钱

7剂。

四诊（1976年7月22日）

今经行期尚可，量适中，腰酸不甚，腹微胀痛，脉微弦，苔薄腻，再予调补兼施。

炒潞党四钱　炒黄芪三钱　炒白术三钱　炒当归三钱　川芎一钱　白芍三钱　云茯苓四钱　川断肉三钱　桑寄生三钱　制香附三钱　乌药三钱

3剂。

【按】始则经闭，继而血崩，虽由中西法治疗，服激素并输血及中药后崩势较缓，仍拖延将月未止，因此由浙来沪就医，当时面色萎黄，血红蛋白已增至6.2克/升，红细胞计数2.49×10^{12}/升，经色淡而质稀，脉细苔淡白，气血大亏，显见无疑。且时值炎夏，如接触冷水即下血更多，血得热则行，得寒即止，是为常理，今一反常态，脱血亡阳，特征可据，谅无异议，按一般规律，际此梅雨季节，适当湿令，温热滋腻之剂，在所避用，但症因已然明确，上述药品，势所必需。《经》云："有故无殒，亦无殒也。"有病则病当之。是以药后非但无碍胃助湿、热迫血崩之弊，反而漏止症瘥，复诊去温热助阳之剂，仍以滋补为主，病体续见康复，唯较为缓慢，故三诊加移山参以增疗效，旋经水又转，期尚准，量亦适中，然体质尚虚，短期内恐难复原，仍须调补兼施，尤待今后善为摄养，冀收全效。

崩　漏

（子宫内膜增生过长）

周某，女，52 岁，已婚，教师，交通路小学。

初诊（1976 年 7 月 19 日）

曾育五胎，1958 年结扎输卵管，去秋 10 月起经行过多，绵延至春节后住院治疗始净，越 3 个月今夏 6 月 1 日又行过多如注，再经原医院检治未效，认为子宫内膜增生过长，须截除子宫。目前已甫 48 日，腰酸似折，右少腹绷开感酸痛迄将 5 个月，脉细弦略涩，苔薄紫暗。冲任失固，瘀清未清。法当调固冲任，参祛瘀生新。

炒当归三钱　丹参三钱　生地炭一两　炮姜炭八分　焦白芍三钱　炒蒲黄三钱　川断肉四钱　金毛脊四钱　香附炭三钱　熟大黄炭三钱　仙鹤草一两　三七末（吞）五分

3 剂。

二诊（1976 年 7 月 22 日）

据云药后量见减少三分之一，腰酸亦差，脉细，苔薄略紫暗，再从原法出入。

炒当归三钱　生地炭一两　炮姜炭八分　焦白芍三钱　炒蒲黄三钱　焦丹参三钱　怀牛膝炭三钱　仙鹤草一两　柴胡炭一钱五分　川断肉四钱　丹皮炭三钱　黑荞穗三钱　三七末（吞）五分

3 剂。

三诊（1976 年 7 月 26 日）

症势续见轻可，经量又减大半，脉微弦，苔薄白微青，再拟前方加减。

炒当归三钱　生地炭一两　炮姜炭八分　焦白芍三钱　蒲黄炭三钱　香附炭三钱　丹皮炭三钱　仙鹤草一两　怀牛膝炭三钱　震灵丹（包）三钱　三七末（吞）五分

3剂。

四诊（1976年7月29日）

症显减，十去八九，色鲜，脉细微弦，苔薄微暗，中略腻，仍宗前法增易，以冀全效。

炒潞党三钱　炒白术三钱　炒当归三钱　焦白芍三钱　蒲黄炭三钱　香附炭三钱　丹皮炭三钱　怀牛膝炭三钱　仙鹤草五钱　震灵丹（包）三钱　三七末（吞）五分

3剂。

五诊（1976年8月7日）

淋漓已止，头晕乏力，主症虽除，体虚难免，脉细微弦，苔薄边有齿印。拟予和养调理，慎防反复。

炒潞党三钱　炒白术三钱　炒当归三钱　白芍三钱　熟女贞三钱　墨旱莲三钱　甘杞子四钱　大生地三钱　云茯苓四钱　陈皮一钱半

4剂。

另二至丸一两五钱服五日。

【按】年逾五旬，过去多产，又兼结扎输卵管，冲任受损不言而喻，际此期届绝经，月事本易紊乱。1975年10月起经行过多，缠绵达4个月之久，住院治疗后虽止，冲任仍然欠固，且兼宿瘀未清，因之舌现瘀斑。症诚暂息，决口难免，果然越3个月又崩，达 48 日，再由原医院检查治疗，未能奏效，认为子宫内膜增生过长，需截除子宫。患者惧怕手术，来本院求治。根据上述症因，瘀象显然，恶血不去，新血不生，血不归经，徒止何益？故予调固冲任，参去瘀生新，取当归、丹参、养血活血，三七、熟大黄炭、蒲黄止血化瘀，川断、狗脊补肝肾止崩漏，生地炭、炮姜炭二味相辅，温凉并蓄、止血固崩，白芍、仙鹤草养血止血，香附炭理气止血，一诊而症减三分之一，再诊又减大半，三诊病去十之八九。在治疗过程中，由于假期关系，未停止工作，所以效果较慢，因嘱卧床休息。四诊崩漏全止，缘缠绵月久，气血必然亏耗，旋用和养调理、兼益肝肾之剂，以资巩固，并于汤药之后，给二至丸以缓治之，20 日后经转，量不多，6 日即净。第二次经转，周期 28 日，量较多，8 日净，舌部瘀斑消失。

崩　漏

（无排卵型功能失调性子宫出血、子宫内膜严重增生）

张某，31 岁，女，已婚，福建漳州酒厂，职工。

初诊（1977 年 11 月 2 日）

婚八年未育，经素不准，今夏 5 月 27 日狂行如注，继而淋漓不止。7 月 11 日，刮宫后较缓，但小便后下红少些，约 2 周又行，迄今未净。用枸橼酸氯米芬 3 个疗程未效。10 月 13 日至 18 日大崩，目前下血色黑有小块，头晕心悸，乏力懒言，腰酸肢麻，脉细软，苔薄。崩漏缠绵逾 5 个月之久，屡治不愈（妇科检查示子宫内膜严重增生，复检系子宫内膜腺型增生过长，无排卵型功能失调性子宫出血），气血损耗，冲任失固，非补益不为功。法当益气滋血，固涩冲任。略寓理血化瘀，效否待证。

炒潞党五钱　炒黄芪八钱　炒当归三钱　生地炭一两　炮姜炭一钱　焦白芍三钱　炒蒲黄三钱　煅牡蛎一两　赤石脂三钱　阿胶三钱

3剂。

二诊（1977年11月5日）

药后好转，量少减半，余症亦差，脉细软，苔薄边红，有齿印。宗前法增易。

炒潞党五钱　炒黄芪八钱　炒当归三钱　生地炭一两　焦白芍三钱　炒蒲黄三钱　花蕊石四钱　煅牡蛎一两　赤石脂三钱　阿胶三钱　三七末（吞）五分

3剂。

三诊（1977年11月9日）

淋漓已止2日，昨妇科检查后又下淡红微黄色液极少，情况显见好转，唯尚未根除，仍须善为调治，以期全效，脉细，苔薄质微红，边有齿印，再从原议进退。

炒潞党五钱　炒黄芪八钱　炒当归三钱　大生地四钱　焦白芍三钱　生蒲黄四钱　煅牡蛎一两　赤石脂三钱　阿胶三钱　三七末五分（吞）

3剂。

【**按**】崩漏反复不止逾5个月之久，气血损耗，势所必然，冲任失固，似关隘之开而不闭，无力自主，非益气以复其能，滋血以增其质，固涩以锢其隘，恐难取效。虽然兼有头晕心悸、乏力懒言、腰酸肢麻等症，要皆病久体虚所致，当时矛盾崩漏为主，塞流为先，主症蠲除，余恙当不治自解。至于血色黑而有块，似是瘀象，但并无腹痛等症，故虽滞不显，处方时略寓理血化瘀之意即可，务使漏下速止，再予调治。一诊而漏减其半，二诊即基本已净，三诊诸症俱瘥。综观三次方药，大致相同，第二方增花蕊石、三七末以加强化瘀止血之力，借防残瘀滞留，而贻后患，收效虽显，尚未根治，还待善为调理，以冀全愈。

崩　漏

（更年期功能失调性子宫出血）

袁某，女，47 岁，已婚，医务工作者，长征医院。

初诊（1977 年 5 月 4 日）

曾育三胎，过去有青光眼、肝炎、胆囊炎、肾炎史，结扎输卵管 16 年。1972 年起经每过多，继则淋漓辄四旬余，注丙酸睾丸素等方止，平素常服安宫黄体酮，近均失效，此次 3 月 20 日经转初色黑有块，迄今未净，甫 1 个半月，头晕目干，烦躁易怒，腰微胀痛，乏力，有时便稀，脉沉细微弦，苔薄白，边有齿印。肝肾不足，脾虚失统。始拟先理肝脾，以资统摄。

炒潞党四钱　炙绵芪三钱　炒当归三钱　柴胡一钱五分　白芍三钱　炒白术三钱　生地炭五钱　炮姜炭一钱五分　黑荠穗三钱　炒蒲黄三钱　甘杞子四钱　仙鹤草一两

3 剂。

二诊（1977年5月7日）

投剂后第二日淋漓即净，头晕目花，心烦易怒，腰酸，脉细软，苔薄边有齿印。症势见瘥，从前法出入。

炒潞党四钱　炙绵芪三钱　炒当归三钱　白芍三钱　柴胡一钱五分　黑荠穗三钱　川断肉三钱　金毛脊三钱　甘杞子四钱　淮小麦一两　二至丸（包）三钱

5剂。

三诊（1977年5月12日）

诸症均见瘥减，脉细缓少力，苔淡边有齿印。方既应手，原法续进。

前方去黑荠穗。5剂。

四诊（1977年5月18日）

头晕较轻，精神见振，过去尿路感染史，近2年情况尚可，但每次经后咳呛用力辄小便失禁，脉细、苔薄，边有齿印。仍宗前法参益肾固摄。

炒潞党四钱　炙绵芪三钱　炒当归三钱　炒白术三钱　覆盆子三钱　甘杞子四钱　大生地三钱　熟女贞三钱　炒怀山药三钱　云茯苓四钱　益智仁一钱五分

5剂。

五诊（1977年5月28日）

小便失禁见减，近感疲乏，脉虚苔薄，尖微红。再予和养，经期将届，当为兼顾。

炒潞党四钱　炙绵芪三钱　炒当归三钱　炒白术三钱　大生地三钱

白芍三钱　云茯苓四钱　炒怀山药三钱　甘杞子四钱　覆盆子三钱　熟女贞三钱　墨旱莲五钱

5剂。

六诊（1977年6月3日）

据云症减大半，目花溲频，脉虚，苔薄白质红，边有齿印，原法进退。

炒潞党四钱　炙绵芪三钱　炒当归三钱　炒白术三钱　大生地三钱　熟女贞三钱　墨旱莲五钱　覆盆子三钱　益智仁一钱五分　甘杞子四钱　炒怀山药三钱

5剂。

另杞菊地黄丸（180克/瓶）并缩泉丸（180克/瓶），每日各服三钱。

七诊（1977年7月22日）

6月10日经行不多，2日即净，此次亦少，唯迄今8日淋漓未止，小便失禁已愈，足微肿，余无所苦，脉细少神，苔薄。再予益气健脾。

炒潞党四钱　炒白术三钱　云茯苓四钱　炒当归三钱　白芍三钱　炒怀山药三钱　菟丝子三钱　覆盆子三钱　木瓜一钱五分　赤小豆五钱　大枣五钱

5剂。

八诊（1977年7月27日）

足肿较退，经犹未净，近3日过多如注，有黑块，头晕目干，腰酸足软，脉细软，苔薄边有齿印。脾肾不足，冲任失固。治拟和养调固。

炒潞党五钱　炙绵芪五钱　炒当归三钱　焦白芍三钱　焦丹参三钱　生地炭一两　炮姜炭一钱　川断肉四钱　双寄生四钱　炒蒲黄三钱　甘杞子五钱　仙鹤草一两

3剂。

九诊（1977年7月30日）

药后经量略减，头晕目干，腰酸足软，脉细软，苔薄质红。症兼血热，当参清理固经。

炒潞党五钱　炙绵芪五钱　炒当归三钱　焦白芍三钱　生地炭一两　甘杞子五钱　川断肉四钱　双寄生四钱　炒蒲黄四钱　熟大黄炭三钱　丹皮炭三钱　固经丸（吞）三钱

3剂。

十诊（1977年8月11日）

上次药后翌日即净，头晕、目花、目干均减，小便失禁约甫3年亦告痊瘉，脉细，苔淡薄，尖略红。症虽好转，尚未根治。再拟益气养血，兼顾肝肾以冀全效。

炒潞党四钱　炒黄芪三钱　炒白术三钱　炒当归三钱　大生地三钱　白芍三钱　熟女贞三钱　墨旱莲三钱　甘杞子五钱　覆盆子三钱　益智仁一钱五分

5剂。

另二至丸三两，药后每日服三钱。

【按】经来过多先崩后漓，屡治每须四五旬方止，由来5年，血红蛋白8克/升，妇科检查无器质性病变，初用丙酸睾酮等，并常服安宫黄体酮，尚能控制，旋即失效。按过去病史，曾患青光眼、肝炎、胆囊炎、肾炎等症，肝肾不足，昭然若揭，更兼年近绝经，肾气衰退，脾虚失健，肝木独旺，因之除出血而外，兼见头晕目干、烦躁易怒、腰酸乏力、小便失禁、大便不实等症，冲任之脉导源于肝肾。肝藏血，脾统血，肾司二阴，三者同病，藏统失职，冲任不固，势所难免，致崩漏之症，多年不愈。由于苔脉虚象较显，故初诊处方，以补气健脾为主，疏肝益肾为辅。药后崩漏即止，旋从原方去止血药，增川断、狗脊、淮小麦、二至丸以益肝肾，并兼缓急，诸症续见轻减。此后佐覆盆子、益智仁等，益肝肾，缩小便，平时予杞菊地黄丸、缩泉丸以资巩固，症势更趋好转，越月许经转，期尚准，量亦少，但经行期间，因故未治，致不能为下次经行打好基础。且第二次经行之前，亦未预为调治，直至经来 8 日淋漓不净，方始就诊。宗原法，经量略减，效果不显，且色黑有块，舌质转红，有血热之象，因去炮姜，增丹皮炭、熟大黄炭，固经丸以清热固摄，不 3 剂而漏止，眩晕见减，小便失禁全愈。本症初诊如只注意眩晕目干、烦躁易怒等现象，而作肝肾阴虚阳亢论治，则难免隔靴搔痒，主要矛盾在于脉象沉细微弦，舌苔薄白，边有齿印，便稀乏力，气血两亏，脾虚失统，故而投剂即效，此后第二次经漏不净，转呈热象，处方急去炮姜而增清热固摄，漏下遂止，目前功能失调性子宫出血近期疗效虽显，犹未完全解决，尚待今后继续治疗，观乎同一病症，前后情况各异，如能善为应变，庶可奏手取效。

经　漏

（慢性结肠炎、过敏性肠炎、胃下垂、肾下垂）

庄某，37 岁，女，已婚，医务工作者。

初诊（1976 年 8 月 12 日）

据云曾育三胎，流产及人流各一。自 1957 年怀孕时饮冰牛乳致腹泻，以后每啖冷食约半小时即作，始则脘疼，继而满腹俱痛，大便溏薄，日三数次，甚至十次不等。平素从不成形，日二三次，完谷不化，且似泡沫，经来尤甚，11 年前结扎输卵管后经期虽准，辄淋漓 2 周许始净，色鲜。昨又临期，俯仰眩晕，加以腰酸，脉细，苔薄，根腻，质微红。脾肾两亏，冲任失固。拟益气健脾固肾，以理冲任。

炒潞党五钱　炒白术三钱　炒黄芪三钱　淡吴茱萸八分　炮姜炭一钱五分　姜半夏一钱五分　云茯苓四钱　炒当归三钱　川断肉四钱　焦白芍三钱　菟丝子三钱　熟女贞三钱　墨旱莲五钱

5 剂。另附子理中丸三两分 10 日服。

二诊（1976 年 8 月 19 日）

此次经行 4 日即止，大便日 2 次欠实，得食不化，脉细微弦，苔薄质红。再拟健脾胃助消化。

炒潞党四钱　炒白术三钱　云茯苓四钱　淡吴茱萸八分　炮姜炭一钱　菟丝子三钱　炒怀山药三钱　焦薏苡仁五钱　桔梗一钱半　楂炭三钱　焦六曲三钱　大枣五钱

7 剂。

三诊（1976年8月26日）

大便情况好转，日一次，脉细苔薄。从前法出入。

炒潞党三钱　炒白术三钱　云茯苓四钱　炒怀山药三钱　炒扁豆三钱　莲肉三钱　菟丝子三钱　焦薏苡仁四钱　陈皮一钱五分　楂炭三钱　焦六曲三钱　大枣五钱

7剂。

四诊（1976年9月2日）

十数年来大便从未正常，药后成形，4日前纳食不慎，啖炒面等致又腹泻，唯1日即瘥，头重足软，溲频，脉细，苔薄根白质红。再拟益气健脾为主。

炒潞党四钱　炒白术三钱　云茯苓四钱　炒怀山药三钱　煨木香一钱　炒扁豆三钱　淡吴茱萸八分　炮姜炭一钱　菟丝子三钱　覆盆子三钱　焦楂曲各三钱

4剂。

五诊（1976年9月9日）

腰酸带多，色白而稠，大便成形，今略软，经期将届，脉细苔薄，宗前议，参调经。

炒潞党三钱　炒白术三钱　云茯苓四钱　丹参三钱　川芎一钱五分　白芍三钱　炒怀山药三钱　煨木香一钱　补骨脂三钱　菟丝子三钱　炙诃子一钱五分

5剂。

六诊（1976年10月14日）

经行准期，6日即净，腰酸疲惫，形寒喜暖，脉虚，苔薄，脾肾不足，再当温调。

炒杜仲三钱　川断肉四钱　金毛脊四钱　炒怀牛膝三钱　双寄生三钱　鹿角霜三钱　川桂枝八分　炒怀山药三钱　补骨脂三钱　炒白术三钱　云茯苓四钱　焦六曲三钱

7剂。

七诊（1976年10月21日）

1周来大便成形，日一次，余无所苦，症续好转，脉略虚，苔薄中微腻。予健脾和中。

炒潞党三钱　炒白术三钱　云茯苓四钱　淡吴茱萸八分　炒怀山药三钱　炒扁豆三钱　焦薏苡仁四钱　陈皮一钱五分　炙甘草八分　大枣五钱

5剂。

八诊（1976年10月28日）

经期将临，大便正常，略感腰酸，脉细，左微弦，苔薄。预为调理冲任。

炒潞党三钱　炒白术三钱　炒当归三钱　焦白芍三钱　川断肉四钱　金毛脊四钱　云茯苓四钱　炒怀山药三钱　木香一钱　菟丝子三钱　大枣五钱

7剂。

九诊（1976年11月28日）

经行准期，1周方净，大便成形时或间日，近夜班劳累，足跟疼痛，且有口疮，脉细，苔薄，质微红。脾肾尚欠健固，加以虚火上炎，仍当兼顾脾肾，并佐育阴泻火，另拟丸剂，以资巩固。

炒潞党三钱　炒白术三钱　云茯苓四钱　大生地三钱　熟女贞三钱　泽泻三钱　炒怀山药三钱　炒扁豆三钱　陈皮一钱　黄精丹（吞）二粒

5剂。另参苓白术丸三两，分10日服。

【按】曾育三胎加以流产及人工流产，体质难免亏耗，且于1963年春人流后患盆腔炎，1964年及1965年二年最为严重，每3个月必发高热达40摄氏度，平时体温亦在37.5摄氏度以上，腰酸腹痛时作，经中西医治疗后好转。1965年春产后检查盆腔静脉曲张，同时结扎输卵管后，经来周期尚准，必2周许始净，临期前后三数日腹胀痛甚，时发热，1975年后发热已瘥，经期仍延长。在1957年怀孕时饮冰牛奶致腹泻，兹后每食冷物及肉类，一般过20～30分钟即泻，日三至十次不等，初似水样，四五次后即感里急后重，有黏液和脓样便，经化验脱落肠黏膜内含红细胞（＋＋＋），每发始则胃疼，继而满腹均痛，渐致平素从不成形，似泡沫状不消化大便，日二三次，经来时次数尤多，曾验多次阿米巴未找到。肾盂造影示肾下垂，胃肠道拍片示胃下垂、慢性结肠炎，直肠镜检查示肠中度水肿充血、过敏性肠炎。上述二种症疾绵延10余年，屡治未效，鉴于多产并扎输卵管，难免气血两虚，冲任受损，加之盆腔炎时发高热，更见亏耗，后虽炎症及发热均瘥，冲任仍然欠固。且兼腹泻年久，初则脾虚，久必伤肾，脾肾不足，健固失职，病愈久，损愈甚，气血更耗，运化无权，久必中气下陷，脾肾阳虚，徒增营养，仍然于事无济。故初诊即以参、术、芪补气健脾，半夏、茯苓、吴茱萸、炮姜化湿温中，川断、菟丝子温补肾经，当归、白芍、女贞子、墨旱莲养血调经防漏，并另处附子理中丸温中健脾止泻。药后经来 4 日即止，症势显见好转，唯大便仍然欠实。二诊去当归、白芍、女贞子等。增怀山药、薏苡仁、楂曲、大枣，并上述丸剂同服。大便日行一次，情况转佳，三诊后大便成形，为十数年来未有现象，但因纳食不慎，啖炒面等又泻，唯 1 日即瘥，续予益气健脾固肾。五诊将值经期，缘当时便虽成形，但较软，且每临经大便次数增多，恐当归、女贞子对腹泻不妥，故易丹参、川芎以调经，增诃子、补骨脂以固涩，投剂后经仍准期，6 日即净，大便正常。因感腰酸疲惫，形寒喜暖，肾虚较显，故拟补肾助阳为主，以杜仲、川断、狗脊、怀牛膝、补骨脂、双寄生补肾健腰，鹿角霜温补肾督，桂枝温散通络，症势续见瘥可。八诊后，经来 1 周净，大便成形，由于夜班劳累，致足跟痛，并发口疮，舌质微红，显然肾虚尚存，虚火上炎，因慢性肠炎已愈多时，可从前方略参育阴泻火，故增生地、女贞、泽泻三味，服后诸恙俱息，另处参苓白术丸三两常服以巩固之。经过 3 个月许治疗，经漏腹泻均告全愈，今夏冷饮且啖肥肉，大便仍然正常，每次经行不超过 8 日，原不断增加营养，体重 52 千克，现增至 57 千克，十数年宿疾，一举咸除。盖上述二症，均缘气虚不摄，脾肾失健，症虽不同，其源则一，治病穷源，当可事半功倍。

虫积经阻

徐某，女，15 岁，未婚，学生。

初诊（1976年8月19日）

去春癸水初潮，先后不定，常闭，上月曾狂行，兹又逾期半月未至，面黄少华，色素沉着，目有虫斑，纳食差减，情绪沉闷，脉略迟，少力，苔薄白，中微腻，边有齿印。脾虚不足，胃亦违和，生化之源既乖，营卫有以交虚，冲任失调，虫积堪虞。姑先和养调经后再健脾驱虫。

炒当归三钱　炒白术三钱　川芎一钱五分　白芍三钱　丹参三钱　广郁金三钱　制香附三钱　合欢皮三钱　怀牛膝三钱　玫瑰花三分

4剂。

二诊（1976年8月25日）

症如前述，虫积经闭堪虑，脉细，苔薄中略腻，边有齿印。拟健脾杀虫。

炒当归三钱　炒白术三钱　云茯苓四钱　花槟榔三钱　炒枳实一钱五分　使君肉三钱　雷丸一钱五分　贯众三钱　胡黄连一钱五分　木香一钱五分　乌梅一钱

3剂。

三诊（1976年9月1日）

药后下虫约百条，长二寸许，细似线状，经水已通，脉细，苔白，边有齿印。效虽事半功倍，犹恐余虫未尽，再拟健脾调理，以杜反复。

炒当归三钱　炒白术三钱　云茯苓四钱　炒怀山药三钱　槟榔三钱　使君肉三钱　贯众三钱　胡黄连一钱半　木香一钱　乌梅一钱

2剂。

四诊（1976年9月3日）

经犹未净，纳呆，乏力，脉细，苔白，边有齿印。气血不足，脾虚失统，再拟健脾和养。

炒潞党三钱　炒白术三钱　炒当归三钱　姜半夏一钱五分　云茯苓四钱　川芎一钱五分　白芍三钱　炒怀山药三钱　玫瑰花三分　香谷芽五钱　大枣五钱

5剂。

五诊（1976年9月11日）

经行10日，药后始净，纳呆乏力，大便间日，气营交虚，脾胃不和，脉细，苔淡白，边有齿印。再拟和养调中。

炒潞党三钱　炙黄芪三钱　炒白术三钱　炒当归三钱　云茯苓四钱　玫瑰花三分　陈皮一钱五分　香谷芽五钱　大枣五钱

5剂。

【按】患者正当发育之期，如经期偶有先后，原无大碍，但时常闭阻，形体瘦小，面黄少华，色素沉着，目有虫斑，纳食差减，情绪沉闷，胃纳呆滞，生化之源匮乏，加以虫迹显然，益见消蚀，兼之前月经来狂行，气血更见亏耗，灌溉无权，脏腑失养，脾虚不司运化，冲任尤难充盈，是以经水逾期不至。若不及时调治，入损堪虞。初诊鉴于体质羸瘦，不敢擅用攻伐，故先和养调经，以冀略事补充而适应药性，复诊鉴于虫积之象较显，虫积不去，枉投补益，不但耗费药物，于事无补，更兼拖延时日，对病躯不利，故拟健脾杀虫，期虫去则经水自调，药后果然应手，下虫约百条，经事即通，症虽显著好转，但体质仍然虚乏，一时尚难恢复，且经上述周折，脾虚失统，冲任不固，因之经来绵延10日方净，虫患已除，当可议补，脾胃健运正常，吸收营养可无纰漏，今后还需继续调治，慎防复病成痨。

经来头痛

张某，女，34岁，已婚。黄浦糖糕合作商店。

初诊（1977年5月26日）

经每后期10周左右（3月28、5月4日），临前乳胀，行则头痛，偏于两侧由来10年，眩晕呕吐，烦躁不安，平素大便干结，脉细，苔薄边紫暗。又将届期，肝阳上扰，气津不畅，拟平肝潜阳，理气行血。

炒当归三钱　柴胡一钱五分　嫩钩藤三钱　石决明一两　川楝子三钱　全瓜蒌（打）四钱　淮小麦一两　泽泻三钱　赤芍三钱　丹参五钱　白蒺藜三钱　生甘草八分

5剂。

二诊（1977年6月7日）

投剂后经行准期（6月3日），头痛欲吐显减，今大便不实，脉细，苔薄边有紫点。拟前法出入。

炒当归三钱　丹参三钱　赤芍三钱　熟女贞三钱　云茯苓四钱　炒白术三钱　白蒺藜三钱　谷精草三钱　焦六曲三钱

3剂。另消郁丸（60克/瓶）分6日服。

三诊（1977年6月28日）

经期将届，乳胀显减，近有齿衄（去年齿衄，血小板减少），口腔碎痛，疸寐欠安，脉细苔薄边有紫点。再拟调理冲任参清泄。

炒当归三钱　丹参四钱　赤芍三钱　大生地三钱　丹皮三钱　制香附三钱　白蒺藜三钱　远志一钱五分　泽泻三钱　熟大黄三钱

5剂。

【按】经行期间或经期前后头痛伴眩晕呕吐，已有10年，发作时面色苍白，目难启不能食，必须休息，不能工作，屡经治疗未效，常自服麦角咖啡因，后转市级医院神经科检治，注葡萄糖及维生素 B_6 及维生素C。当时略好，给苯噻啶后，发作次数稍减，继即失效。1977年5月26日于经期前1周来院治疗，根据经前每有乳胀烦躁等现象，可见系肝郁气滞之故。肝阳上扰则头痛眩晕，横逆犯胃而呕吐不能食，因予平肝潜阳、理气行血，宗逍遥散及甘麦大枣汤加减，取石决明、钩藤、白蒺藜平肝潜阳，柴胡、川楝子疏肝理气，淮麦、甘草甘以缓急，当归、丹参养血调经，泽泻、全瓜蒌、赤芍泻火通幽。药后第一次经期即准（周期30日），乳胀见减，头痛欲吐显著好转，并不需休息，照常工作，复诊因大便不实，从原方加减，经净后服消郁丸，第二次经期略后（周期34日）临前乳胀极轻，头痛未作，微晕，症疾基本痊愈。

不　孕

（原发性）（月经后期转先期失调、附件炎）

闻某，30岁，女，已婚，市房地局职员。

初诊（1976年9月24日）

结婚3年未育，经素后期，每45～70日始行，7日净，近乃先愆，约10日（最近经期2月27日、8月15日、9月5日），有痛经史，临前乳胀，兹腰酸溲频，量少偏红，白带多，大便间日。昨由西医妇科检查示宫体前位稍小，附件右侧增厚压痛（+），脉细，苔薄边红。肝郁气滞，化火下迫。姑先疏理肝脾，清热泻火（爱人在外地工作）。

云茯苓四钱　炒白术三钱　赤芍、白芍各三钱　丹皮三钱　败酱草五钱　海螵蛸三钱　泽泻三钱　生薏苡仁四钱　川楝子三钱　川断肉三钱　金毛狗脊三钱

4剂。

二诊（1976年10月4日）

复诊药后诸症均见减瘥，月事值期未至，脉微弦，苔薄边尖红。再拟调理冲任。

炒当归三钱　大生地三钱　川芎一钱五分　赤芍三钱　制香附三钱　乌药三钱　川断肉三钱　金毛狗脊三钱　生姜皮三钱

4剂。

三诊（1976年10月8日）

经行准期（最近经期10月5日），量少色紫而稠，咽痒咳嗽痰黄，余症均瘥，脉细微弦，苔薄。肝阴不足，肺火内盛。宜调经泻火，清肺化痰。

炒当归三钱　大生地三钱　川芎一钱五分　赤芍三钱　丹皮三钱　丹参三钱　怀牛膝三钱　制香附三钱　泽泻三钱　全瓜蒌四钱

4剂。

四诊（1976年11月8日）

经期尚准（最近经期11月6日），量亦显增，且多血块，腹仍痛坠，腰酸脉细，苔薄。再拟理气调经。

炒当归三钱　川芎一钱五分　赤芍三钱　丹参三钱　制香附三钱　延胡索三钱　木香一钱　乌药三钱　川续断三钱　金毛狗脊三钱

3剂。

五诊（1976年12月21日）

经期尚可（最近经期12月10日），量亦正常，7日净，腹痛显减，腰酸，带下亦瘥，脉细，苔薄，质红。再予益肾舒络，参理气疏通。

炒当归三钱　大生地三钱　赤芍三钱　云茯苓四钱　炒白术三钱　熟女贞三钱　制香附三钱　乌药三钱　淫羊藿四钱　路路通三钱　炙穿山甲片三钱

6剂。

六诊（1977年1月17日）

药后基础体温续见改善，经量尚畅（最近经期1月14日），腹痛日益轻可，大便不爽，夜间溲频脉细，苔薄腻，再拟调经，兼顾二便。

炒当归三钱　云茯苓四钱　姜半夏一钱五分　川芎一钱五分　怀牛膝三钱　焦薏苡仁五钱　制香附三钱　全瓜蒌四钱　玄明粉一钱五分　覆盆子三钱

3剂。

七诊（1977 年 1 月 27 日）

大便欠爽，余无所苦，脉细，苔薄质红。时届月经中期，当益肾助阳。

炒当归三钱　熟女贞三钱　白芍三钱　覆盆子三钱　淫羊藿四钱　紫石英四钱　石楠叶三钱　制香附三钱　瓜蒌皮三钱　陈皮一钱五分

5 剂。

八诊（1977 年 3 月 1 日）

月事逾期，半月许未至（爱人 1 月 28 日返沪），微微泛恶，乳胀略大，脉微弦滑，苔薄白。姑先和理，防孕待察（验尿）。

云茯苓三钱　姜半夏一钱五分　姜竹茹一钱五分　炒白术三钱　川断肉三钱　桑寄生三钱　苏梗三钱　陈皮一钱五分

3 剂。

验尿示妊娠反应阳性。

【按】经素逾期，每行需 45～70 日不等，缘对象在外地工作，分居日久，难免肝郁气滞，血行受阻，以致月事不准，经前乳胀，郁久化火，转为先期而行，辄超前 10 日左右，色紫稠不多。盖血得热则行，但气滞依然，故虽临不畅，并伴有附件炎。初诊适逢经前旬许，拟疏理肝脾，清热泻火诸症均见瘥减。复诊兼调冲任，经期即准，夹咽痒咳痰色黄，处调经方参清肺化痰，逐月调治，经期基本尚准，量亦显增，腹痛大减，余症亦瘥。月经中期予理气通络，基础体温续见改善，经前约 3 周拟益肾助阳。末次经行为 1 月 14 日，爱人于 1 月 28 日返沪，适值排卵期间，3 月 1 日来诊，虽然经停 1 月半左右，然实际受孕不过月又 2 日，当时微有泛恶，乳胀略大，脉稍弦滑，孕象初现，因时间尚少，暂予和理，以待观察，并验尿，结果妊娠反应阳性，于1977年10月25日育一女，部分方案从略，本例参照现代医学理论运用中医中药诊断治疗，不5个月而经调孕育，显见成效，由此一端，更证明中西医结合之重要与迫切。

不　孕

（原发性）（输卵管阻塞、慢性盆腔炎、肾结核、肾下垂、肾盂肾炎）

颜某，28岁，女，已婚，普陀县人民医院（今浙江省舟山市普陀人民医院）护士。

初诊（1974年11月29日）

结婚4年未育，1971年患病毒性乙型脑炎而行腰椎穿刺，兹后每触及腰脊即休克、记忆力差。原有慢性盆腔炎，1973年患急性肾炎，在工作单位住院治疗，2个月后转为慢性，且有肾盂肾炎、肾结核、输卵管结核并阻塞等症，虽经刮宫通液治疗2个月许未效，致经期紊乱，每月三四至。曾做碘油造影，认为已失去生育能力，因来沪就医，由某区中心医院妇产科检查，结论同前，后经某妇产科医院复检造影，两侧输卵管阻塞是否由结核引起尚未肯定，肾下垂12厘米，无结核家史。目前经期尚可（最近经期11月13日），每腹痛里急，临前乳胀烦躁，平时少腹两侧胀痛，形寒，大便间二三日一次，脉细弦，苔薄白，边微红。肾督不足，肝郁气滞，经隧受阻，络道不通。拟疏通为治。

炒当归三钱　赤芍三钱　川芎一钱五分　柴胡梢二钱　川楝子三钱　制香附三钱　乌药三钱　炙甲片三钱　皂角刺三钱　川桂枝一钱　全瓜蒌四钱

7剂。

二诊（1974年12月16日）

日前经行，期尚准，腹未痛，里急感见减，胃纳亦增，腰酸未除（尿常规蛋白++），脉细苔薄白，边微红。拟调经参益肾。

炒当归三钱　大熟地三钱　川芎一钱五分　赤芍三钱　云茯苓四钱　川断肉四钱　金毛狗脊四钱　炒怀山药三钱　泽泻三钱　制香附三钱

3剂。

另处理气通络方，经净后服。

炒当归三钱　赤芍三钱　柴胡梢二钱　川桂枝一钱五分　路路通三钱　王不留行子三钱　制香附三钱　乌药三钱　炙甲片三钱　皂角刺三钱　生大黄一钱五分

10剂。

三诊（1975年3月7日）

近自服阿胶，致经来量少，2日即止，乳胀瘥而复作，烦躁反甚，纳呆腰背酸。原拟疏通，今反腻滞，有以诸症杂出，转方仍从前议（最近经期2月13日）。

炒当归三钱　川芎一钱五分　大生地三钱　赤芍三钱　炒白术三钱　红花一钱五分　怀牛膝三钱　川断肉四钱　制香附三钱　乌药三钱

5剂。

另处理气通络方10剂，同前，经净后服。

四诊（1975年6月27日）

起居不慎，情绪不快，平素少腹两侧吊痛，经前乳胀烦躁，腰背酸楚，临则量少色淡，腹痛如绞，又将届期，拟理气去瘀，调经止痛。

炒当归三钱　川芎一钱五分　赤芍三钱　制香附三钱　乌药三钱　丹参三钱　延胡索三钱　川桂枝八分　制乳香、制没药各一钱五分　五灵脂三钱

5剂。

另处理气消炎方：

炒当归三钱　炒白术一钱五分　柴胡梢二钱　败酱草五钱　赤芍三钱　丹皮三钱　川楝子三钱　延胡索三钱　广郁金三钱　淮小麦一两　路路通三钱　生甘草八分

10剂。

另：消郁丸三两，分10日服。

【按】肝旺气郁，经前乳部胀痛，烦躁欠安。输卵管不通，往往有此现象，唯经前乳胀，并非均系输卵管不通，要皆配合妇科检查，方可确切实论。患者在外地医院任护士，原有慢性盆腔炎，由单位妇产科检查，并做碘油造影，发现输卵管结核，阻塞不通，屡经刮宫通液等治疗2月许未效，经反紊乱不准，月三四至。继来本市某区中心医院妇产科检查拍片，结论同前，均认为失去生育功能。原以婚后4年未孕，抑郁不快，由是情绪更受影响，郁结尤甚，加以1971年病毒性乙型脑炎曾行腰椎穿刺抽脊髓液，1973年又得急性肾炎，后转为慢性肾盂肾炎。泌尿科诊断为肾结核、肾下垂12厘米。缘脑为髓海，肾主骨髓，脑肾俱伤，督脉受

损，更兼肝郁气滞，络道不通，症势复杂，颇为棘手。后经某妇产科医院复查，重做碘油造影，输卵管阻塞是否系结核所引起未肯定。根据上述情况，输卵管阻塞确实无疑，故拟疏肝通络为主，药后情况有所好转。患者旋以工作关系，返回外地继续通信治疗，随症处方，经后上旬，以理气通络为要。患者因求愈心切，自服阿胶，致经来量少，2日即止，纳呆乳胀烦躁反剧。原本气滞血郁，由此更甚，嘱速停服，仍本前法处理，中间因情绪变化，起居不慎，引起痛经及盆腔炎反复发作，予理气活血、化瘀消炎法渐趋平复。经过9个月调治，于1976年6月14日育一女。

宫冷不孕，月经失调

钱某，女，34岁，已婚，复旦大学员工。

初诊（1976年10月21日）

婚9年未育，妇科检查无排卵，经素不准，先后无定，兹且阻2月半而行，今甫3日，每至腰酸，小腹酸痛冷感，脉细弦，苔淡薄，边有齿印。寒入胞宫，气滞失畅。拟温宫理气，以调冲任。

炒当归三钱　川芎一钱五分　白芍三钱　川断肉三钱　金毛狗脊三钱　木香一钱　双寄生三钱　乌药三钱　艾叶八分

4剂。

二诊（1976年10月26日）

药后腰酸腹冷均瘥，小腹仍感胀痛，脉细，苔薄边有齿印。宗前法出入。

炒当归三钱 川芎一钱五分 乌药三钱 双寄生三钱 艾叶八分 白芍三钱 制香附三钱 木香一钱

3剂。

三诊（1976年11月11日）

经期将届，小腹冷微胀，近曾下蛔一条，脉细，苔薄，边有齿印。予为温宫调理。

炒当归三钱 川芎一钱半 白芍三钱 制香附三钱 乌药三钱 木香一钱 淫羊藿四钱 淡吴茱萸八分 艾叶八分

4剂。另艾附暖宫丸一两五钱，分5日服。

四诊（1976年12月7日）

经常愆期，又逾半月许，昨行量多有块，腰酸，小腹胀痛且冷，脉细弦，苔薄边有齿印。再拟温调冲任。

炒当归三钱 丹参三钱 白芍三钱 川断肉三钱 金毛狗脊三钱 木香一钱 乌药三钱 淡吴茱萸八分 川桂枝八分 艾叶八分

5剂。

五诊（1976年12月14日）

经来4日即净，腰酸腹冷俱减，脉细弦，苔薄白边有齿印。再予温宫调理，拟丸剂缓治之。

艾附暖宫丸二两，分7日服。

六诊（1977年1月11日）

逾期6日，经尚未行，脘腹微痛，脉微弦，苔薄边有齿印。当调冲任，并和胃理气。

炒当归三钱 白芍三钱 丹参三钱 木香一钱 砂仁一钱 淡吴茱

萸八分　陈皮一钱半

4剂。

七诊（1977年1月18日）

1月13日经行，期较以往略准，量尚畅，3日净，诸症均除，脉细苔薄边有齿印。势见好转，再拟温肾通络。

炒当归三钱　制香附三钱　淫羊藿四钱　仙茅三钱　炒怀山药三钱　怀牛膝三钱　紫石英四钱　石楠叶三钱　路路通三钱　炙甲片三钱　皂角刺三钱

7剂。

八诊（1977年1月25日）

脉细弦，苔薄边有齿印，时届月经中期。拟益肾调理。

炒当归三钱　熟女贞三钱　白芍三钱　淫羊藿四钱　仙茅三钱　石楠叶三钱　炒怀山药三钱　紫石英四钱　怀牛膝三钱　陈皮一钱半

7剂。

九诊（1977年3月1日）

月事逾期未行，迄今五旬，乳胀形寒，溲频便溏，脉微弦滑，苔薄略淡有齿印。姑先和理，尚待观察。

云茯苓四钱　川断肉三钱　双寄生三钱　炒白术三钱　煨木香一钱　苏梗三钱　陈皮一钱五分

3剂。

十诊（1977年3月15日）

妊甫2个月，小便妊娠反应2次均阳性，泛恶已减，纳差，近小腹微痛，脉弦滑尺弱，苔薄边有齿印。拟和中安固，防漏红。

云茯苓三钱　炒白术三钱　炒条芩一钱半　双寄生三钱　川断肉三钱　白芍三钱　木香一钱　苏梗三钱　陈皮一钱五分　谷芽五钱　南瓜蒂三个

4剂。

【按】结婚9年，从未生育，曾由妇科检查认为无排卵，月经素来先后不准，但逾期较多，甚至阻2月半始行，每临腰酸，小腹胀痛且冷，足见气滞不畅，胞宫受寒，气行血行，气滞血滞，是以经期不调，先后无定。寒凝则血行受阻，宫冷则有碍孕育，缠绵年久，导致肾阳不充，经痛之象虽不严重，月经失调，颇为明显。治当调经为主，理气温宫为先，以冀气得疏通，宫冷蠲除，冲任调和，经来如期。初诊适值经行，故拟四物法去地黄以调经，佐木香、乌药以理气，川断、狗脊、双寄生以补腰健肾，艾叶温宫逐寒。药后腹冷腰酸均瘥，复诊从原方加减，增吴茱萸以温中，淫羊藿以温肾，并予艾附暖宫丸以缓治。治疗后第一次经转逾期18日，量多有块，腹胀冷痛，腰酸又作，前法增丹参以祛瘀生新，桂枝以温通经络。此后症势有所好转，仍以汤剂及丸剂交替使用，第二次经期较前略准，后期1周，量畅，3日即净，痛冷均瘥，经净后即予温肾通络法。以当归、香附养血理气，淫羊藿、仙茅、石楠叶温肾助阳，山药健脾补肾，紫石英温经暖宫，怀牛膝入肝肾下行滑窍，路路通、甲片、皂角刺通利经络，复诊已值月经中期，宗原方去通络之剂，增女贞、白芍助当归以养血益肝肾，以期能促使排卵助孕，果然投剂即效。于1977年1月13日末次经行，继即逾期不至，妊娠反应2次均阳性。脉象虽呈弦滑，唯尺部较弱，恐胎元不足，当予和中安固，9日后漏红少些，曾由另医就治。

不　孕

（继发性）（闭经）

于某，女，40岁，已婚，医务工作者，干部，浙江普陀县人民医院（今浙江省舟山市普陀人民医院）。

初诊（1976年3月8日）

曾育三胎，二孩于5年前因建筑物塌下压死，另一孩压成瘫痪，2年前怀孕4个月因每日负抱瘫孩而致流产，此后经常闭止，每需注射黄体酮始行，兹又阻10个月，头晕健忘，目花且干，心悸烦躁，胸闷痛，腰楚，带下有周期，脉细软，苔薄略腻，边红微紫。郁怒伤肝，气滞失畅，心阴不足，胞脉闭塞。症势纠缠，难许速效。姑先解郁宁神，调理冲任。

炒当归三钱　川芎一钱五分　白芍三钱　广郁金三钱　朱远志一钱五分　合欢皮三钱　淮小麦一两　甘杞子四钱　川断肉四钱　金毛狗脊四钱　枕中丹三钱

4剂。

二诊（1976年3月12日）

药后情绪较见舒畅，原喜冷饮冷浴，近渐喜暖，余症如前，脉细苔薄白，质红边微紫。症势有所好转，仍宗前法出入。

炒当归三钱　川芎一钱五分　白芍三钱　丹参三钱　大生地三钱　广郁金三钱　朱远志一钱五分　炒白术三钱　合欢皮三钱　淮小麦一两　川断肉四钱　金毛狗脊四钱　甘杞子四钱　枕中丹三钱

4剂。

三诊（1976年3月17日）

诸症均见瘥减，目前经事已通，今带下间赤脉细，苔薄边暗。再拟理肝肾调冲任。

炒当归三钱　大生地三钱　川芎一钱五分　白芍三钱　广郁金三钱　川断肉四钱　金毛狗脊四钱　甘杞子四钱　丹参三钱　熟女贞三钱　枕中丹三钱

3剂。

四诊（1976年3月22日）

此次经量较以往略多，5日净，右少腹时痛，妇科检查右侧附件增厚，带下不多，余症均瘥，脉濡，苔薄边微紫。症势虽减，犹未痊愈。再拟清热活血，理气通络。

炒当归三钱　丹参三钱　大生地三钱　赤芍三钱　丹皮三钱　败酱叶五钱　路路通三钱　炙甲片三钱　广郁金三钱　制香附三钱　生甘草八分

10剂。

另枕中丹六两，分20日服。

另：预为处方，于下次月经将临时煎服。

炒当归三钱　丹参三钱　赤芍三钱　大生地三钱　川芎二钱　怀牛膝三钱　制香附三钱　乌药三钱　延胡索三钱　茺蔚子三钱

五诊（1976年5月3日）

药后右腹及腰骶痛显减，二便如常，过去里急感必须立便，否则右腰骶压迫痛，近亦瘥。唯月事未行，基础体温欠佳，曲线较平，脉濡，苔薄边微紫。拟调冲任为主，参理气通络。

炒当归三钱　丹参三钱　大生地三钱　赤芍三钱　丹皮三钱　广郁

金三钱　路路通三钱　制香附三钱　乌药三钱　甘杞子四钱　炙甲片三钱　生甘草八分

15剂。

另：枕中丹十两，每日三钱常服。消郁丸五两，经前服，每日三钱。

六诊（1976年6月10日）

据云经事已转，色紫量中等，近两乳先后起块硬痛，兹左侧仍有囊性块压痛，头晕乏力，目花且干，右腹背胀疼，咳则遗尿，带下红白，大便时阴道前后壁组织突出，会阴部肌肉收缩力差，松弛现象较重，唯心胸续较舒畅，来函要求转方。拟健固脾肾，兼疏肝消核。

炒潞党三钱　炒白术三钱　炒当归三钱　柴胡一钱五分　甘杞子四钱　广郁金三钱　炙甲片三钱　皂角刺三钱　橘叶、橘核各三钱　夏枯草五钱　川断肉四钱　金毛狗脊四钱　覆盆子三钱　赤芍、白芍各三钱

10剂。

另：缩泉丸三钱，鹿角粉七钱，沉香末三钱，经净后各分10日吞服。

七诊（1976年9月10日）

经停五旬许，妊娠反应2次均阳性微恶，腰酸偏右且冷，脉细右滑，苔薄腻，边略有紫点。恶阻之象，姑予安和。

炒潞党三钱　炒白术三钱　炒杜仲三钱　川断肉四钱　金毛狗脊四钱　双寄生三钱　苏梗三钱　姜竹茹一钱半　云茯苓三钱　陈皮一钱五分　苎麻根三钱

10剂。

另：杜仲三钱，川断肉三钱，双寄生三钱，南瓜蒂三个，大枣三钱。10剂。平时常服。

【按】患者年已四旬，曾育三胎，5年前因建筑物突然坍塌当场将二孩压死，另一孩压成瘫痪，刺激严重，非比一般，经过患者本院治疗，3年后再次怀孕。已甫4个月，由于瘫孩体重达六七十斤，每日需照顾抱负，劳累过甚，导致流产，精神体质，益见亏耗，肝气郁结，心气不得下通，胞脉受阻，月经因此闭止。诸症有以杂示，致病原因虽然明显，急切图功非易，故先拟解郁宁神，调理冲任，以求郁舒气畅，神情安定，月经通调，再顾孕育，投剂后情绪较畅，原喜冷饮冷浴亦瘥，且略感喜暖，心肝郁火较平，营卫调和渐现。复诊宗原方增丹参、生地以去瘀生新，养阴益血，旋即月经应至，量虽不多，但较以往好转，诸症均见瘥减，病势初见起色。继由妇科检查，右侧附件有炎症，右少腹时痛，舌边紫点未消，经行已净，转拟清热活血、理气通络，取当归、丹参、生地以养血和营，赤芍、丹皮、败酱清热散瘀，郁金、香附理气舒郁，路路通、甲片通利经络，生甘草清热解毒。由于患者系在浙江某医院担任领导工作，急需返回，因另处枕中丹常服，以健脑安神，补益心肾，并调经方备用。兹后症续轻可，原法增消郁丸以疏肝解郁，旋因乳房结块，并尿失禁，会阴肌肉松弛来函求治。根据上述症状，可能系脾肾两亏，兼肝郁气津之象，故从前法增党参、白术、川断、狗脊、覆盆子、缩泉丸以健固脾肾，甲片、皂角刺、夏枯草、橘叶、橘核、鹿角粉、沉香末以散坚消核。汤剂与丸散并用，七诊已怀孕五旬许，于1977年四月得一男。

不　孕

（继发性）（有排卵型功能失调性子宫出血、习惯性流产、早期妊娠诊断①）

谭某，38 岁，女，已婚，上海印染机械厂干部。

初诊（1975 年 6 月 11 日）

曾孕 3 次均堕，迄今 5 年许未育，末次流产刮宫后经每狂行，妇科检查无器质性病变，屡用中西药未效，旋服妇康崩势略缓，唯经临 36 小时后，仍过多如注，且下血块，约 4 日许净，兹行方止，乳胀胸闷，带下黏亮，脉细微弦，苔薄。肝郁气滞，脾肾不足。姑先疏肝理气，并健脾肾。

炒当归三钱　炒白术三钱　白芍三钱　熟女贞三钱　墨旱莲三钱　柴胡一钱五分　川楝子三钱　广郁金三钱　泽泻三钱　青皮、陈皮各一钱五分　乌鸡丸（吞）一粒

7 剂。

另：二至丸二两，分 5 日服。

二诊（1975 年 6 月 25 日）

药后乳胀带下均减，经期将届，每临腰酸腹胀便溏，脉细微弦，苔白薄腻。从前法增易，预为调理。

炒当归三钱　炒白术三钱　川芎一钱　焦白芍三钱　柴胡一钱五分　熟女贞三钱　墨旱莲三钱　川断肉四钱　炒怀山药三钱　煨木香一钱　乌鸡丸（吞）一粒

① 注：本案写此诊断，主要是该患者早孕时有少量出血，属于一种要注意的情况，“一月堕胎”，故列出。

6剂。

三诊（1975年7月2日）

经行准期（最近经期6月2日、6月29日），此次48小时后又过多，较前次减少，腰酸好转，便溏亦瘥，腹仍胀，矢气较舒，脉细，苔薄质红。再宗原议。

炒当归三钱　大熟地三钱　川芎一钱　白芍三钱　炒白术三钱　熟女贞三钱　旱莲叶三钱　木香一钱　炒怀山药三钱　乌鸡丸（吞）一粒

3剂。

另：八珍丸三两，分10日服。

四诊（1975年7月30日）

经行准期（最近经期7月28日），质较稠浓，近日劳累，腹胀且痛，脉细微弦，苔薄。值兹炎夏，加以操劳逾常，不免饮冰解暑，瘀滞堪虞，且经每狂行，势颇纠缠。法当祛瘀生新，兼固冲任。

炒当归三钱　丹参三钱　川芎一钱五分　炒白术三钱　白芍三钱　益母草三钱　云茯苓四钱　制香附三钱　川断肉三钱　双寄生三钱　震灵丹（包）三钱

2剂。

五诊（1975年8月1日）

经行较畅，诸症俱瘥，情况显著好转，今将净，脉细苔薄，质微红。再予调理冲任。

炒当归三钱　大生地三钱　川芎一钱　白芍三钱　云茯苓四钱　炒

白术三钱　熟女贞三钱　川断肉三钱　双寄生三钱　陈皮一钱五分

3剂。

另：八珍丸三两，分10日服。

六诊（1975年9月24日）

经行准期（最近经期8月25日、9月24日），量亦适中，余无所苦，脉细苔薄。再拟调理冲任。

炒当归三钱　大生地三钱　丹参三钱　白芍三钱　熟女贞三钱　墨旱莲三钱　桑寄生三钱　川断肉四钱　制香附三钱

3剂。

七诊（1976年2月9日）

经期将届（最近经期12月13日、1月11日），日前下红不多，色似淡咖啡，翌日即止，腰微酸脉微弦，苔薄腻。始先调理尚待观察。

炒当归三钱　白芍三钱　云茯苓三钱　炒白术三钱　姜半夏一钱五分　川断肉三钱　金毛狗脊三钱　双寄生三钱　熟女贞三钱　陈皮一钱五分

3剂。

八诊（1976年2月25日）

经停1个半月，胃纳尚可，时时泛呕，恶闻油气，乳胀略大，腰酸乏力，洒淅形寒，脉微弦滑，苔薄腻，恶阻之象。拟和中安固（妊娠反应2次均阳性）。

炒潞党三钱　炒白术三钱　云茯苓三钱　姜半夏一钱五分　姜竹茹一钱半　炒杜仲三钱　川断肉四钱　金毛狗脊四钱　淡子芩三钱　苏梗三钱　左金丸一钱

5剂。

【按】素体尚称健壮，因劳累过度而致流产，连续3次形成滑胎（习惯性流产）。冲任二脉不免受损，固摄无权。是以末次流产刮宫经过多如注，屡治未效，后用妇康片崩势较缓，唯经来36小时后依然狂行。初诊适经行方净，由于屡次流产，情绪不无影响，肝郁气滞，脾肾不足，乳胀胸闷，带下黏亮，当拟逍遥法参二至丸、乌鸡丸以顾肝、脾、肾三经，并寓调经止带、防崩之意，药后诸症均减。此后经期又临，延至48小时后量始增多，但较前次减少，原每行腰酸便溏亦瘥。第二次经来，质较稠浓，腹部胀痛，有瘀滞之象，故拟祛瘀生新，兼固冲任，投剂后经量较畅，诸恙俱除，症势显见好转。兹后经行准期，量亦适中，余无所苦，仍继续调治，案从略。至1976年2月9日来诊，经期将届（前次经期为1月11日），但于2日前下红少些，色似淡咖啡，翌日即止，略觉腰酸，脉象微弦。鉴于经期久准，功能失调性子宫出血早除，冲任已调，似是有排卵之型，此次情况，与以往经来有所不同，形如一月堕胎之兆，虽然时日尚少，犹难贸然肯定，前车之鉴，不得不防，碍胎方剂，当须规避，暂予调理，以待评察。至2月11日，即感头晕疲软，形寒腰酸，继而渐有泛恶，乳胀略大，恶闻油气，恶阻现象，逐趋明显，妊娠反应2次均阳性，于1976年10月育一男剖宫产。本病例当属有排卵型功能失调性子宫出血，疗效虽显，亏损难免，加以习惯性流产，如有孕育，极易堕胎，故早期妊娠诊断，至为重要，稍有疏忽，定致贻误，审慎明辨，防微杜渐，该案更见明证。

恶性葡萄胎

（外院会诊病例）

陈某，女，28 岁，已婚，纺织机械六厂工人。

初诊（1977 年 6 月 9 日）

葡萄胎于 5 月 14 日刮宫，越 3 日始下恶露，迄今未止，且呕，服中药后吐止，瘀未净，色暗红，4 日前下血块，约 10 厘米大小，边微绿色，腹痛始减，仍时有小块，纳食尚可，心悸，左上腹不舒，面黄少华，脉虚略数，苔薄腻、中根厚、略暗、边有齿印，瘀滞未清。拟祛瘀生新。目前绒毛膜促性腺激素（HCG）5 000 毫国际单位 / 毫升。

炒当归三钱　丹参四钱　怀牛膝三钱　赤芍、白芍各三钱　生薏苡仁一两　生蒲黄一两　黑芥穗三钱　远志一钱五分　香附炭三钱　震灵丹（吞）四钱

4 剂。

二诊（1977 年 6 月 16 日）

药后下红显减，块亦逐少，心悸见瘥，左上腹隐痛，便坚似粒，溲较频，脉弦略数，苔薄微腻，边有齿印。气血较虚，瘀尚未清。再拟扶正和养，祛瘀生新。

炒潞党四钱　炒黄芪四钱　炒当归三钱　生蒲黄一两　丹参三钱　广郁金三钱　赤芍、白芍各三钱　远志一钱五分　熟大黄炭三钱　败酱草五钱　怀牛膝三钱　仙鹤草五钱　益母草三钱

4 剂。出院。

三诊（1977年7月14日）

上次出院时HCG 4 000毫国际单位/毫升。后随访HCG 2 500毫国际单位/毫升，再度入院，恶性葡萄胎刮宫2个月，恶露断续未止，时下血块色黑，腹痛里急感，腰酸不甚，膝软，左膺痛，脉细弱略数，苔薄中根腻边有齿印，瘀滞未清，拟去瘀生新。

炒当归四钱　丹参五钱　川牛膝三钱　赤芍三钱　花蕊石四钱　生蒲黄一两　五灵脂三钱　苏木三钱　制香附三钱　延胡索三钱　广郁金三钱

4剂。

四诊（1978年3月21日）

HCG 1 250毫国际单位/毫升，淋漓极少，原鲜红，今起似淡咖啡色，腰酸，腹微痛，里急感，眩晕疲惫，脉细，苔中根腻，质红边有齿印。气营二亏，冲任不固。宜调固参祛瘀生新（在此期间院方用红孩儿等止血药未效）。

炒潞党四钱　炒当归三钱　丹参五钱　川牛膝三钱　赤芍三钱　双寄生四钱　川断肉四钱　花蕊石四钱　五灵脂三钱　生蒲黄一两　制香附三钱　延胡索三钱

4剂。

五诊（1978年7月28日）

腹胀坠痛，腰酸下瘀块似肉状，腹部较舒，头晕目暗，肢软无力，脉细，苔薄白，边尖红。气营二亏，瘀滞未清。拟益气养营，祛瘀生新。

炒潞党五钱　炒当归三钱　丹参三钱　赤芍、白芍各三钱　川牛膝三钱　熟大黄炭三钱　花蕊石四钱　生蒲黄一两　五灵脂四钱　震灵丹

（吞）三钱　三七末（吞）七分

8剂。

六诊（1978年8月4日）

周前药后下块，腹已见舒，淋漓亦减，精神较振，疲惫少力，自觉情况好转，脉细，苔薄中略腻，边有齿印。气营二亏，冲任不固，再予和养调固。

炒潞党五钱　炒黄芪五钱　炒当归三钱　丹参三钱　赤芍、白芍各三钱　炒蒲黄四钱　鸡冠花四钱　熟大黄炭三钱　黑芥穗三钱　佛手片一钱半　三七末一钱

4剂。

七诊（1978年8月11日）

第一次落出物病理切片为“胎盘组织变性坏死”，HCG上次100毫国际单位/毫升，现400毫国际单位/毫升，3日前下红色淡极少旋止，兼服新药胃纳较差，欠馨，乏力，小便难控，脉细，苔淡薄腻，且胖边有齿印。营卫交虚，再拟和养调理。

炒潞党五钱　炒黄芪五钱　炒白术三钱　炒当归三钱　云茯苓四钱　姜半夏一钱五分　炒怀山药三钱　覆盆子三钱　陈皮一钱五分　玫瑰花三分　香谷芽五钱

4剂。

【按】患者末次经期为1977年2月17日，停经3个月，5月12日由某区中心医院诊断为葡萄胎，于5月14日刮宫1周后，尿HCG 160 000毫国际单位/毫升转入本院治疗，曾用天花粉3次，6月15日第4次皮试阳性，经脱敏过程中有反应，故停用。住院

期间，仍断续出血，有时且伴有血块及腹痛，共住院40日，并服中药，旋出血已止，于7月6日出院。胸片（—），HCG 400毫国际单位/毫升。妇科检查无特殊，嘱每周复验HCG一次。若7月中旬HCG（+）则再住院，按恶性葡萄胎处理，患者出院后于7月8日、7月13日阴道又出血，再度入院，无咳嗽及咯血，HCG 2 500毫国际单位/毫升，宫体如孕40日左右大小，前位，根据中医学文献记载，本症与“鬼胎”“血胎”等描述相似，有“鬼胎者伪胎也”之说。由于患者营卫素虚，气滞血郁因之失调，无以养胎，瘀久以致下流，反复不止，绵延日久，虽然初诊时淋漓已20余日，且曾刮宫，鉴于色黑暗红，仍有血块下堕，大约10厘米，边微绿色，腹痛虽减未除，苔腻中根厚略暗。可见瘀尚未清，当去瘀生新为主。方用当归、丹参以祛瘀生新；牛膝下行能逐恶血、下死胎；赤芍、白芍散瘀止血、凉血清热；薏苡仁健脾渗湿，配合化瘀之剂，以防转致癌症；黑芥、香附炭入肝理气止血，远志、震灵丹宁心镇摄，配合蒲黄以祛瘀止血定痛。药后下红显减，块亦逐少，心悸见瘥，但左上腹仍隐痛，便坚似粒，小便较频，气血较虚，故拟祛瘀生新，同时扶正和养。前方增党参、黄芪以补气，熟大黄炭、败酱草、仙鹤草、益母草以止血祛瘀，下红遂止而出院。未几又复漏红，HCG 2 500毫国际单位/毫升，再度入院，下血块色黑，腹痛里急感，当为衃血留止，非固涩所能奏效，故仍以祛瘀生新为主。原方增花蕊石以逐瘀止血，下死胎胞衣；寓失笑散法重用生蒲黄，以止血祛瘀；苏木、延胡索理气化瘀止痛，药后淋漓见减，下血极少且色淡，唯仍似咖啡色，可见尚有败瘀残留，经此周折，体虚益甚，致眩晕疲惫，故宗原法增党参略其扶正之意，而仍以去瘀为主。院方在此期间用红孩儿等止血剂未效，服上药后下瘀块似肉状，腹胀坠痛即减，复诊宗前法加减，增震灵丹、三七末以祛瘀止血，投剂后腹部见舒，淋漓亦减，精神较振，自觉情况转佳，然仍疲惫少力，气营二亏，冲任失固，旋拟和养调固。原方增黄芪以补气固摄，诸症俱瘥，因久药胃呆，故予和养调理，症状虽暂时消失，此后一段时期未见阴道出血，病势有所好转，但尚难肯定根治，还待今后随访观察。

恶性葡萄胎肺转移

（外院会诊病例）

陈某，27岁，女，已婚，浙江瑞安钾氮肥厂职员。

初诊（1977年6月30日）

去秋7月9日末次经行，约阻5个月许，诊断为葡萄胎，于12月29日及1977年1月7日刮宫2次，越1个月突咳嗽咯血，近月来经血淋漓不净，有块，咽痒咳嗽，喉间似塞，得食饱满，脘宇不舒，少腹两侧掣痛，大便日2次，便后腹部软舒，脉细微弦，苔腻边尖红有紫点。瘀毒侵肺，气滞挟湿。姑先理气和中，化湿消癥，HCG 200毫国际单位/毫升。

云茯苓四钱　姜半夏三钱　夏枯草一两　鱼腥草五钱　生蒲黄一两　广郁金三钱　川楝子三钱　延胡索三钱　葵树子一两　紫草根一两　半枝莲一两　木香一钱五分　炙甲片三钱

4剂。

二诊（1977年7月21日）

经行6日尚畅，有块色紫，胸闷见减，腰部酸楚，少腹胀痛，脉细微弦，苔腻厚，边有齿印。气滞湿阻，拟理气化湿消癥。

炒当归三钱　丹参三钱　云茯苓四钱　广郁金三钱　制川朴一钱五分　姜半夏三钱　生薏苡仁一两　夏枯草一两　鱼腥草五钱　紫草根一两　葵树子一两　半枝莲一两

4剂。

三诊（1977年8月4日）

左膺痛及咽部不舒均减，左少腹时痛，须臾即瘥，头晕易咳，带下不多，脉细略弦，苔薄微腻，边略红有齿印。症势有所好转，再予清肺化癥。

炒当归三钱　广郁金三钱　苦参三钱　夏枯草一两　卫矛五钱　真血竭六分　鱼腥草五钱　山海螺五钱　紫草根一两　半枝莲一两　葵树子一两

4剂。

四诊（1977年8月25日）

月初肺片左上肺转移灶较前有改善，经来尚准，方净，左膺痛未除，左少腹抽痛时作，须臾即瘥，背脊臀腿酸楚喜按，脉细，苔腻边红。肺片好转，瘀毒未消。再拟通络化癥。

炒当归三钱　路路通三钱　炙甲片三钱　广郁金三钱　真血竭六分　夏枯草一两　苦参三钱　山海螺五钱　鱼腥草五钱　紫草根一两　半枝莲一两　葵树子一两

4剂。

五诊（1977年10月6日）

胸痛及少腹两侧抽痛均除，二便正常，咽干痛，下腹隐痛，外阴时疼，局部无异常，脉弦，苔薄腻，边赤。肝火下迫，拟化湿泻火。HCG ＜ 50毫国际单位/毫升。

炒当归三钱　泽泻三钱　赤芍三钱　苦参三钱　川牛膝三钱　广郁金三钱　制香附三钱　乌药三钱　龙胆草一钱五分　紫草根一两　生薏苡仁一两　柴胡梢二钱

4剂。

六诊（1977年12月14日）

10月21日病愈出院，11月28日在温州摄片，左上肺第一肋间原转移灶看到一大于绿豆浅淡阴影，胸膺痛又作，已甫月余，咳嗽背疼，昨经临准期，脉细，苔薄白腻。症势反复，当先调经化癥。

炒当归三钱　丹参三钱　赤芍三钱　广郁金三钱　生蒲黄五钱　鱼腥草四钱　山海螺五钱　夏枯草一两　紫草根一两　葵树子一两　半枝莲一两

5剂。

七诊（1977年12月28日）

咳嗽胸痛，痰白略稠，行络则小腹下壁感，脉细软，苔薄。宗前法参通络化痰。

炒当归三钱　丹参三钱　广郁金三钱　全瓜蒌四钱　丝瓜络三钱　白芥子一钱五分　生蒲黄五钱　夏枯草一两　山海螺五钱　鱼腥草四钱　葵树子一两　半枝莲一两　真血竭六分

7剂。

八诊（1978年1月7日）

胸痛已减，咳嗽痰多，经期将届，咽微红痛，脉细苔薄略黄边红。拟从前法增易。

丹参三钱　广郁金三钱　制胆星一钱五分　丝瓜络三钱　夏枯草一两　全瓜蒌四钱　生蒲黄一两　鱼腥草五钱　山海螺五钱　半枝莲一两　葵树子一两　真血竭六分

5剂。

九诊（1978年1月16日）

左胸膺痛明显减轻，痰爽且少，经行方净，小腹坠痛，有时两侧吊痛，脉细，苔薄边微红。周前胸片左第一肋间阴影已完全吸收，症见好转，再步原法进退，以资巩固。

炒当归三钱　制胆星一钱五分　广郁金三钱　桔梗一钱五分　丝瓜络三钱　白芥子一钱　生蒲黄五钱　夏枯草一两　鱼腥草四钱　山海螺五钱　葵树子一两　半枝莲一两　真血竭六分

10剂。

【按】患者停经5月余，原地诊断为葡萄胎，于1976年12月29日、1977年1月7日先后刮宫2次，末次刮宫病理报告：为坏死脱膜样组织。时隔1个月突咯血咳嗽，近来月许阴道不规则流血，曾3次胸透无异常，第四次发现第一肋间有阴影，1977年3月18日胸片诊断为肺结核，曾按肺结核治疗3个月。心电图示：Ⅰ度房室传导阻滞。来院后摄片：二肺散在云雾状阴影，未超过1/4大小，诊断为绒癌肺转移可能，用穿心莲结合中药治疗。症由气滞血凝，邪毒侵肺，瘀结成癥，治当养血活血，清肺理气，化瘀消癥。方中当归、丹参养血活血，祛瘀生新；郁金行血破瘀，凉血入肺，理气解郁，治气滞血凝胸痛及经脉逆行；苦参清热解毒，治心腹结气，癥瘕积聚；卫茅破瘀下死胎，治癥瘕；血竭破瘀行血，主产后瘀血上冲，胸满气喘，心腹块痛，兼散瘀止血；蒲黄活血祛瘀，催生止衄；夏枯草清郁热、破癥结瘿瘤；鱼腥草、山海螺入肺散热，消痈肿恶疮；紫草根、半枝莲、葵树子清热解毒，治恶性肿瘤。基本以上述药物为主，随症加减。于1977年10月21日出院返浙，胸片及肝功能均阴性，HCG＜50毫国际单位/毫升。11月28日在温州重摄胸片发现左上肺第一肋间原转移灶有一大于绿豆浅淡阴影，咳嗽胸膺痛又作，12月14日再度来沪就医，此次单独用中药治疗，仍宗前法加减。鉴于咳嗽痰稠胸痛，原方增制胆星、白芥子、丝瓜络化痰散血结、攻坚积、利胸膈、通经络；全瓜蒌入肺治胸痹，心痛彻背。调治将月，症状逐见减轻，至1978年1月9日摄胸片，肺部原转移灶阴影已完全消失。

产后恶露不绝，乳少

周某，28岁，女，已婚。

初诊（1975年3月20日）

产将3个月，恶露淋漓未止，色时鲜时微黑，头晕乏力，腰酸乳少，大便坚结，二三日一解，脉细，苔白尖赤。气虚不足，冲任失固，拟和养固摄。

炒潞党五钱　炙黄芪三钱　炒白术五钱　当归炭三钱　生地炭一两　炮姜炭一钱五分　焦白芍三钱　川断肉四钱　金毛狗脊四钱　仙鹤草一两　益母草三钱　黑芝麻（炒）五钱

2剂。

二诊（1975年3月22日）

复诊药后淋漓显减，昨起极少，腰酸见瘥，大便亦润，日一次，脉细苔薄白，尖赤。症见轻可，原法进退。

炒潞党五钱　炙绵芪三钱　炒白术五钱　当归炭三钱　生地炭一两　炮姜炭一钱五分　仙鹤草一两　益母草三钱　焦白芍三钱　川断肉四钱　黑芥穗三钱　黑芝麻（炒）五钱

5剂。

三诊（1975年3月25日）

恶露淋漓已止，腰酸亦减乳汁尚少，咳嗽，尿白，咽痒时作时止，由来将月，脉细，苔薄白尖赤。再予宁嗽通乳。

炙绵芪三钱　炒当归三钱　漏芦三钱　川贝母一钱五分　山海螺五钱　川断肉四钱　光杏仁三钱　桔梗一钱五分　炙紫菀三钱　苏子三钱　通草一钱

5剂。

四诊（1975年3月31日）

咳嗽显瘥，乳汁亦增，3日前又下红极少，旋止，曾经急奔，不为无因，致腰酸又作，脉细苔薄，尖微红。症势续见好转，拟宗前方加减。

炒潞党三钱　炒当归三钱　大生地三钱　焦白芍三钱　川断肉四钱　金毛狗脊四钱　光杏仁三钱　炙紫菀三钱　苏子三钱　熟女贞三钱　墨

旱莲三钱

4剂。

【按】妇女新产以后，由于分娩时出血及临产努气劳乏，元气受损，体力亏耗，百脉空虚，如恶露淋漓日久，体质愈亏，气虚不摄，冲任失固，则出血更不易止，交互影响，致缠绵不愈，气虚血少，不能上为乳汁，肠失滋润，所以大便艰燥。患者产后恶露淋漓连续3个月之久，乳少便艰，屡治未效，当时情况，以止血为主，补气为先，取参、芪、术益气固摄；归、地、芍、炮姜、仙鹤、益母养血止血、略寓化瘀；川断、狗脊益肾健肝；黑芝麻润肠通幽，而不伤正，该方所以益气止血通幽而不顾乳汁，以大便艰燥必然努力迸力，容易迫血下行。故宜兼顾，待血止之后，营血复盛，自然上行而为乳汁，只须略事增益，即可收效，是以一诊而瘀减，便通；二诊即瘀止；三诊而乳增，余症亦瘥。方虽平淡，如能分清主次，按部就班，当不难应手。

产后子宫下垂

（自汗盗汗、腰楚不利、足底痛）

张某，30岁，女，已婚，房建公司第二工程队漆工。

初诊（1977年10月31日）

产甫2月半，恶露方止旬余，乳汁不多，自行盗汗，腰楚欠利，喜捶，足底疼痛不能着地，站起则前阴坠痛（妇科检查：宫体后倾下垂Ⅱ度），大便数日未解，脉细苔薄。气营交虚，肾亏不足。治当和养调理，宗补中益气法加减。

炒潞党四钱　炙黄芪三钱　炒当归三钱　炙升麻一钱五分　炒杜仲三钱　川断肉四钱　金毛狗脊四钱　双寄生三钱　炒怀牛膝三钱　健步丸（吞）三钱　柏子仁丸（吞）三钱

7剂。

二诊（1977年11月7日）

自汗、盗汗均减，大便日解且爽，余症略差，脉细软苔薄。宗前法出入。

炒潞党四钱　炒黄芪三钱　炒白术三钱　炒当归三钱　炙升麻一钱五分　柴胡一钱五分　炒杜仲三钱　川断肉四钱　金毛狗脊四钱　补骨脂三钱　炙甘草一钱　健步丸（吞）三钱　柏子仁丸（吞）三钱

4剂。

三诊（1977年11月12日）

腰楚略减，足底痛稍瘥，余症显见轻可，脉细，苔薄边有齿印。方既应手，原法进退。

炒潞党四钱　炙黄芪三钱　炒当归三钱　炙升麻一钱五分　柴胡一钱五分　炒杜仲三钱　川断肉四钱　金毛狗脊四钱　炒怀牛膝三钱　补骨脂三钱　炙甘草一钱　健步丸（吞）三钱　柏子仁丸（吞）三钱

5剂。

四诊（1977年11月17日）

诸症显见好转，基本已治，苔脉如前，原方不更，以资巩固。

【按】产后百脉空虚，气血不足，恶露淋漓约2个月始净，抑且哺乳更见亏损，阴液已耗，卫气不固，自汗盗汗，大便燥秘，绵延日久，气虚下陷，肾亏难复，胞失所系，腰楚阴坠，足底疼痛，按产后恶露自汗，均为常见生理现象，一般可以勿药，唯过多过久则为病，影响较大。亡血伤阴甚且亡阳，腰为肾府，下肢属肾，胞系于肾，肾司二阴，腰楚，足底痛，子宫下垂，均与肾经有关，故处方以补气升提、益肾健固为主，除补中益气汤外，增杜仲、川断、狗脊、双寄生、补骨脂、怀牛膝以健腰补肾。盖腰楚喜捶，可见虚证无疑。黄芪兼固卫气，对自汗不无帮助，柏子仁丸敛盗汗，并润肠，健步丸治足底疼痛，汤剂与丸剂并进，症势逐步好转，四诊基本全愈，续处原方以巩固之。

更年期综合征

（目鼻干燥）

李某，女，47岁，已婚，干部，青海省百货公司。

初诊（1977年5月30日）

育三胎，人流三次，经期尚准（周期24日）。曾患肾盂肾炎，兹左目及鼻腔干燥，夜寐早醒，小腹酸，下肢冷，自觉服凉药不舒，脉微弦，苔腻边红。拟理肝肾。

云茯苓四钱　甘杞子四钱　怀牛膝三钱　车前子三钱　淮小麦一两　朱远志一钱五分　川桂枝一钱　泽泻三钱　炒怀山药三钱　大生地三钱　山萸肉三钱　生草梢一钱五分

3剂。

二诊（1977年6月3日）

兹后症见瘥减，经行先期，脉较细，苔薄，质红。拟从前法出入。

云茯苓四钱　丹参三钱　甘杞子四钱　怀牛膝三钱　车前子三钱　淮小麦一两　川桂枝一钱　泽泻三钱　远志一钱五分　炒怀山药三钱　山茱萸三钱　大生地三钱

3剂。

三诊（1977年6月6日）

自觉膀胱酸感，余症均减，症势续见好转，脉较细，苔薄白，尖红。再拟原法进退。

云茯苓四钱　丹参三钱　甘杞子四钱　怀牛膝三钱　车前子三钱　淮小麦一两　川桂枝一钱　泽泻三钱　远志一钱五分　大生地三钱　炒怀山药三钱　淡竹叶三钱　生草梢一钱五分

4剂。

【按】患者此症由来已久，将甫半年，在原地遍治未效，左目及鼻腔干燥，与膀胱酸感交替发作，深为所苦。因来沪就医多月，经内科及眼科检治，大都用平肝清热药物，症状反而增剧，根据患者主诉，服凉药不舒，故初诊即投济生肾气法加减，3剂即效。复诊适值经行，原方增丹参以调经，三诊目鼻干燥虽瘥，膀胱酸感又作，前法增淡竹叶，以清心，利小便，除烦热，药后症势缓见好转。此后曾食蟹及鳖致目鼻干燥复发，啖鳖尤为敏感，因即停食，再服前药，渐趋平息。按一般常法，肝开窍于目，肺开窍于鼻，目鼻均燥，肝、肺有热，显见无疑。但屡服平肝清热之剂，非但不效，症状反甚。盖患者年近五旬，经期将绝，肾气衰退，肝失滋润，肺阴不足，肾与膀胱互为表里，因之虚热上扰，目鼻干燥，下注则膀胱酸感，证属虚象，如用凉药强行抑止，从实论治，恐难取效，故拟泻中寓补，平肝缓急，略参温散，宗济生肾气法去附子、丹皮，取桂枝之温散，助膀胱气化；生草梢清热泻火；杞子益肝肾润肺燥；淮小麦甘以缓急；远志宁心安神，生地、怀山药、山茱萸补肾，泽泻、茯苓、车前利湿泻火，牛膝益肝肾而下行，釜底抽薪，庶免虚虚之弊。

更年期综合征

（功能失调性子宫出血、慢性肠炎）

虞某，49 岁，女，已婚工人，丝绒玩具生产组（长江里委合作医疗）。

初诊（1977 年 11 月 7 日）

曾育一胎，经行过多如注，每周许净，迄将 5 年，妇科检查无异常（最近经期 10 月 23 日），平素以时胀痛，夜寐不安，纳呆心悸，烦躁欲哭，胸宇郁闷，乏力，大便较薄，日一次，约甫大载，屡治未效，脉虚，苔薄。心脾失洽，肝肾不足。神情有以欠定，冲任乃致失固，由来年久，难许速痊。始先宁心健脾，疏肝缓急。

炒潞党三钱　炒白术三钱　云茯苓四钱　朱远志一钱五分　夜交藤五钱　柴胡四钱五分　白芍三钱　白蒺藜三钱　淮小麦一两　炙甘草一钱　大枣五钱

4 剂。

二诊（1977年11月12日）

诸症均见瘥减，胸宇亦畅，唯大便依然不实，脉细略弦数，苔薄质红。方既应手，原法进退。

炒潞党四钱　炒白术三钱　云茯苓四钱　朱远志一钱五分　磁石一两　柴胡一钱五分　白芍三钱　白蒺藜三钱　石决明一两　淮小麦一两　炙甘草一钱　大枣五钱

5剂。

三诊（1977年11月16日）

药后均见好转，胃嘈脘胀亦除，纳食较馨，经期将届，狂行堪虞，脉细，苔薄，质红。拟养血育阴，兼益肝肾，防患未然。

炒当归三钱　大生地三钱　白芍三钱　熟女贞三钱　墨旱莲五钱　炙龟板三钱　远志一钱五分　淮小麦一两　白蒺藜三钱　黑芥穗三钱　陈皮一钱五分

4剂。

四诊（1977年11月22日）

原经来如崩，有块且大，日前准期而至，色鲜不多，下块极小，头晕疲乏，脉细，苔薄质红，症势显减，从原方增损。

炒当归三钱　大生地三钱　白芍三钱　熟女贞三钱　墨旱莲五钱　炙龟板三钱　制黄精四钱　朱远志一钱五分　夜交藤四钱　白蒺藜三钱　固经丸（吞）三钱

3剂。

【按】更年期综合征部分症状与脏燥有相似之处，如烦躁欲哭、失眠心悸等，盖心主喜笑，肺主悲哭，心营不足，阴虚火旺，上铄肺金，致哭笑无常，无故悲伤，肝阴亦固不足，阳亢而头时胀痛，急躁易郁易怒，患者所现诸症，基本相符，唯大便素来不实，约甫6年，纳呆乏力，脾虚失健，显见一斑，故拟四君法益气健脾，甘麦大枣方甘以缓急，佐远志、夜交藤宁心安神，柴胡、白芍、白蒺藜疏肝散郁，一诊而诸恙俱减，唯大便依然不实，究因缠绵年久，非一时所能奏效，复诊从原法略增党参剂量，加磁石以镇心安神，石决明以平肝潜阳，药后各症均见轻可，且嘈胀亦除，纳谷较馨，由于经每过多如崩，迄将5年，近又值期，恐蹈覆辙，预为养血育阴，兼理肝肾，以肝藏血，肾司二阴，冲任之脉，导源于肝肾，如阴血充足，则阳亢得制，健固有权，方宗四物汤去川芎以养血调经，佐二至丸法兼益肝肾，寓防崩止血，加龟板以滋肾阴，黑芥入肝止血，余药平肝宁心，缓急和中，投剂后经量不多，功能失调性子宫出血显著好转，过去每注丙酸睾酮未愈，近来已停止注射，多年夙疾，一举奏功，前人立方配伍，药虽平淡，收效也宏，非临床实践焉能悉其妙用。

结核性肠炎

（经期先后不准、盆腔结核粘连、慢性盆腔炎、肾结石、肾盂积水、青光眼、乳房小叶增生）

黄某，46岁，女，已婚，医务工作者。

初诊（1977年2月18日）

婚后6年，从未生育，屡由妇科检查，有盆腔结核，并粘连，曾作抗痨治疗，经期先后不准（最近经期2月14日）,1969年起，长期腹泻日二三次，诊断为结核性肠炎，迄今七载，绵延未愈，并伴有乳房小叶增生、肾结石、肾盂积水、青光眼、慢性盆腔炎等症，经前乳胀结块，背楚疲乏，冷似泼水，势颇纠缠，图功非易，脉微弦，苔薄。姑先益气健脾参消核。

炒潞党四钱　炒黄芪三钱　炒白术三钱　云茯苓四钱　炒怀山药三钱　炒扁豆三钱　炙百部四钱　野百合四钱　蒲公英五钱　夏枯草五钱　山海螺五钱　木香一钱　皂角刺三钱

7剂。

二诊（1977年3月1日）

前方共服10剂，自第六日开始好转，大便成形，色转黄，每日1～2次，量亦见少，背楚亦瘥，冷未除，脉微弦苔薄白。宗前法出入。

炒潞党四钱　炒黄芪三钱　炒白术三钱　野百合四钱　炙百部四钱　炒怀山药三钱　炒扁豆三钱　山海螺五钱　夏枯草五钱　蒲公英一两　皂角刺三钱　云茯苓四钱　川桂枝一钱五分

10剂。

三诊（1977年3月24日）

此次经行准期（最近经期2月14日，3月12日），临则大便又呈糊状，每日二三次，5日经净，大便亦趋正常，日一次成形，脉数细软，苔薄边有齿印。再拟益气健脾为主。

炒潞党四钱　炒黄芪三钱　炒白术三钱　云茯苓四钱　炒怀山药三钱　炒扁豆三钱　炙百部四钱　野百合四钱　淡吴茱萸八分　木香一钱　山海螺五钱　皂角刺三钱

10剂。

四诊（1977年4月7日）

今经临，期尚准，腰酸小腹胀痛，大便成形，较前略粗，脉微弦滑，右缓，苔薄边有齿印。症势有所好转，仍予调经健脾。

炒潞党三钱　炒白术三钱　炒当归三钱　川芎一钱五分　焦白芍三钱　煨木香一钱五分　小茴香一钱　炒怀山药三钱　淡吴茱萸八分　炙百部四钱　山海螺五钱

5剂。

五诊（1977年4月13日）

经行已净，腰微酸，腰微痛，大便正常，夜间溲频，健脾为主，相应益肾。

炒潞党四钱　炒白术三钱　云茯苓四钱　炒怀山药三钱　炒扁豆三钱　川断肉四两　淡吴茱萸八分　木香一钱　炙百部四钱　山海螺五钱　鱼腥草四钱　大枣五钱

5剂。

六诊（1977年5月3日）

症势日趋好转，大便如常，上月经临，亦未复发，夜间溲频显瘥，脉仍软，舌质红少苔。仍从原法，略佐养阴。

炒潞党四钱　炒白术三钱　云茯苓四钱　北秫米三钱　木香一钱五分　淡吴茱萸八分　炒怀山药三钱　炒扁豆三钱　川断肉四钱　炙百部四钱　山海螺五钱　大枣五钱

7剂。

七诊（1977年5月26日）

经期已准（最近经期2月14日、3月12日、4月7日、5月

7日），大便成形，夜间亦无小便，近因劳累少腹两侧痛，腰骶酸楚似折，午后低热，脉来少力，苔薄白，质微红。素有慢性盆腔炎，复发堪虞，再宗前法，参消炎止痛。

炒潞党四钱　炒白术三钱　川断肉四钱　金毛狗脊四钱　炙百部四钱　野百合四钱　山海螺五钱　皂角刺三钱　炙白薇三钱　功劳叶五钱　赤芍三钱　败酱草一两

7剂。

【按】长期腹泻达7年之久，屡经检治系结核性肠炎，同时盆腔结核粘连，并素有慢性盆腔炎，以故经期先后不均，临前乳胀，婚6年未育，且兼青光眼、乳房小叶增生、肾盂积水、肾结石。肝、脾、肾同病，消耗年久，体质虚羸，生化之源欠充，脏腑有以失养，脾虚为主，肺肾不足，肝郁气滞，诸症杂出，当时情况以慢性腹泻较为突出，兼月经先后失调，故拟参、芪、术、山药、扁豆补气健脾，百部、百合、山海螺以治结核，木香健胃理气、止泻；茯苓和中渗溢；蒲公英、夏枯草、皂角刺，消乳块兼治粘连，投剂后第六日起大便成形，有时日解2次。经期亦难，唯经来期间大便又呈糊状，经净即恢复正常，复诊仍拟原法出入，第二次经来期尚准，大便如常，未曾反复，故于原方中增四物法加减，此后数诊，因舌质红，加秫米兼养肺阴，佐大枣以增健脾养血之功，症势更见好转，后由劳累等因，盆腔炎有复发之势，以致腰骶酸楚，少腹两侧疼痛，兼有低热，与前症错综夹杂。因从原方增川断、狗脊益肾止腰楚，白薇、功劳叶清肺治低热，赤芍、败酱消炎止痛，此后因故未继续治疗，按初诊迄今大便经期均趋正常，效果较显，盖脾主统摄，脾土健运，则大便自然成形，而经期亦相应调准，病出一源，本治则数善兼备矣。

小便失禁

（更年期高血压）

周某，51 岁，女，已婚，职员，新昌幼儿园。

初诊（1977 年 12 月 5 日）

曾育四胎经绝 2 年，大便不实，由来多月，近且小便失禁，随时遗沥，需垫厚毛巾，每换三四条，均湿透，阴坠感，头晕耳鸣，腰酸腿软，足底疼痛，脉细苔薄略淡，边有齿印。气虚不摄，脾肾两亏，溺窍欠固。法当益气调摄。血压 150/110 毫米汞柱。

炒潞党三钱　炒白术三钱　炙升麻八分　川断肉四钱　金毛狗脊四钱　怀山药三钱　覆盆子三钱　菟丝子三钱　桑螵蛸三钱　蚕茧壳十只　水陆二味丸（吞）三钱

4 剂。

二诊（1977 年 12 月 9 日）

小便频权失禁，阵下无时，次数难计，垫原毛巾日换三数条均湿透，药后自觉症减大半，上午如厕 2 次，下午三四次，只垫薄纱布一条，不必更换，腰酸阴坠亦瘥，余症依然脉细，苔薄边尖红，略有齿印。症势显见好转，仍宗原法出入。

炒潞党四钱　炒白术三钱　云茯苓四钱　炙升麻八分　川断肉四钱　金毛狗脊四钱　菟丝子三钱　覆盆子三钱　桑螵蛸三钱　蚕茧壳十

只　莲肉三钱　水陆二味丸（吞）三钱

4剂。

【按】脾虚失健，大便不实，多月未愈，必然久病及肾，且年届绝经，肾气正值衰退之令，过去数经产育，益见耗损，脾肾两亏，气虚不摄，膀胱约束无权，以致溺窍欠固，小便频数失禁，阵下无时，需垫厚毛巾均湿透。因时值冬令，天寒不便，不得已仍须更换三数次，余如头晕耳鸣，腰酸腿软，足底疼痛，阴坠感，俱系肾亏气陷之象，法当益气升提，固肾缩宗，似无疑义。唯平素血压较高，不无投鼠忌器之感，因拟参、术、山药补气健脾，佐少量升麻略事升提，川断、狗脊健腰补肾，覆盆、菟丝、桑螵蛸、蚕茧、水陆二味丸益肾固涩，果然投剂即效。原遗溺次数难计，药后上午小便约2次，下午三四次，只需垫纱布一条，且不必更换，腰酸阴坠感亦瘥，症势明显轻减，唯余症依然如故，究因虚羸之疾，一时当难痊愈，复诊宗前法增茯苓、莲肉，寓参苓白术散意，仍予脾肾兼顾，诸恙续见好转，小便完全正常，已可勿药，血压亦未影响，“有故无殒”信然。

乳　核

（小叶增生）

薛某，37岁，女，已婚，凤一小学教师。

初诊（1977年6月8日）

曾育一胎，人工喂养，经期尚准，每净1周后，乳部胀痛，乳头胀硬，去年发现右乳头外下侧有一包块，似桂圆大，约 2.5 厘米，有轻度触痛，边缘清楚，略硬，曾摄片检查认为小叶增生。经期将届（最近经期 5 月 14 日），脉微弦，苔薄白略腻边红。肝脾气郁，结滞成核。姑先调经消坚。

炒当归三钱　川芎一钱五分　炙甲片三钱　皂角刺三钱　海藻三钱　昆布三钱　蒲公英一两　夏枯草五钱　路路通三钱　橘叶、橘核各三钱　全瓜蒌四钱　鹿角粉（吞）三钱　沉香末（吞）三分

5 剂。

另：小金片 2 瓶，皮硝五两，丁桂散一钱，分次外敷。

二诊（1977 年 6 月 28 日）

乳胀显减，块核见小，较花生略大，脉弦，苔薄质红。拟通络消坚。

炒当归三钱　皂角刺三钱　炙甲片三钱　炙鳖甲五钱　柴胡一钱五分　路路通三钱　昆布三钱　海藻三钱　蒲公英一两　夏枯草一两　鹿角粉三钱　沉香末（吞）三分

6 剂。另：小金片 2 瓶，皮硝五两，丁桂散一钱，外敷。

三诊（1977 年 3 月 5 日）

每经净一周辄乳胀，此次未作，乳头略硬，乳块续感减小，经期将届（最近经期 6 月 10 日），腹部胀痛，脉弦，苔薄边红有齿印。再拟疏理调经，并消核。

炒当归三钱　丹参三钱　制香附三钱　乌药三钱　川楝子三钱　青皮、陈皮各一钱五分　蒲公英一两　夏枯草一两　炙甲片三钱　皂角刺三钱　海藻三钱

6剂。

另：小金片2瓶，皮硝五两，丁桂散一钱。外用。

四诊（1977年7月13日）

近由某专科医院检查，乳块见小，大便不爽，脉细，苔薄白边有齿印。当消坚通幽。

炒当归三钱　蒲公英一两　夏枯草一两　炙甲片三钱　皂角刺三钱　海藻三钱　昆布三钱　白芥子一钱　全瓜蒌四钱　荔枝核三钱　橘叶、橘核各三钱　鹿角粉（吞）三钱　沉香末（吞）三分

5剂。

另：小金片2瓶。

五诊（1977年9月5日）

乳核续小，上月初大约2厘米×1.5厘米，目前约1厘米×0.6厘米，经前乳胀亦除，兹经行方净，手足心热，大便成形，间二三日或日二三次，脉细微弦，苔薄边红。再当消坚泻火。

炒当归三钱　柴胡一钱五分　川楝子三钱　蒲公英一两　夏枯草一两　皂角刺三钱　炙甲片三钱　海藻三钱　橘叶、橘核各三钱　赤芍三钱　泽泻三钱　全瓜蒌四钱

5剂。

另：小金片2瓶。

六诊（1977年11月16日）

乳块已消，夜寐欠安，午后低热，有时心悸，经期将届（最近经期10月22日），昨啖毛蚶，胸脘不舒，脉细弦，苔薄。仍宗前法，参和中消滞。

炒当归三钱　丹参三钱　云茯苓四钱　柴胡一钱五分　白芍三钱　制香附三钱　远志一钱五分　夜交藤四钱　青皮、陈皮各一钱五分　焦大曲三钱

3剂。

【按】平素经前2周即感乳房胀痛，乳头胀硬，直至经临，始渐消退，肝郁气滞可见，肝气既郁，脾亦受戕，致脾气不舒。二气积聚乳癖，凝结成块，盖乳头属肝，乳房属胃，脾胃互为表里，是以乳块硬结，日以益大，发现将年，经摄片检查，认为小叶增生，大似龙眼，经期尚准，故只需消核，务必他顾。初诊经期将届，拟归、芎略事理血调经，甲片、皂角刺破坚消块肿，蒲公英、夏枯草散结消核，昆布、海藻咸以软坚，沉香芳香渗透，降气破癥，鹿角粉、全瓜蒌、路路通、橘叶、橘核通络消核，鉴于单纯内服汤剂，往往效果不显，故兼用小金片另吞，及皮硝掺丁桂散外敷，诸法并进，药后乳胀显减，块硬渐消，治疗过程中虽然用药因故时有断续，基本宗上方加减经过2月许调治，乳核由2.5厘米消退到1厘米×0.6厘米左右，症势逐步好转，唯此后进度即较缓慢，但仍坚持服药将2个月，终于完全消失，症虽竭除，然旷日持久，实嫌美中不足。

外阴湿疹

（霉菌）

谢某，37岁，女，已婚，江阴路小学教师。

初诊（1977年11月19日）

曾育二胎，均剖宫产，经行准期（最近经期11月4日），每

净后外阴辄遍发疖肿，颗粒状，破溃则流黄水，始则疼痛，继而作痒，此次较甚，约2周许始平息，反复发作。由来7个月，屡服清利湿热中药，并用制霉菌素阴道片未愈。目前溲少不多，脉细，苔薄满白，湿注下焦。拟温通泻火，佐熏洗。

肾气丸二两，分6日服。

另：土茯苓四钱，野菊花四钱，紫花地丁四钱，川黄柏三钱，一见喜四钱。6剂。熏洗用，每日一料，早晚各1次。

二诊（1977年12月9日）

经行方净，阴痛又作，起瘰，便燥间日，脉细，苔白，拟泻肝清泄。

当归龙荟丸二两，分6日服。

另：川黄柏三钱，椿根皮四钱，紫花地丁四钱，土茯苓四钱，野菊花四钱，一见喜四钱。6剂，熏洗用。

三诊（1977年12月16日）

阴痛已止，略痒，瘰疹平息，大便日解，带黄且多，脉细，苔薄白，中微腻，尖红。症见瘥减。原法不更。

原方及熏洗续处6剂。

四诊（1978年1月12日）

经净1周（最近经期12月2日、12月28日），阴痛疹瘰又作，症颇纠缠，脉细，苔腻。仍拟清理湿热。

云茯苓四钱　泽泻三钱　川柏三钱　苍术一钱半　白芷一钱　细辛三分　川牛膝三钱　龙胆草一钱　丹皮三钱　生甘草一钱

5剂。

另：椿根皮四钱，紫花地丁四钱，土茯苓四钱，野菊花四钱，一见喜四钱，枯矾四钱。5剂，熏洗用。

五诊（1978年1月19日）

湿疹显减，口腔溃疡又作，舌痛，脉细，苔白。胃热熏蒸，心火上炎。再拟前法出入。

云茯苓四钱　川连五分　条芩三钱　泽泻三钱　苍术一钱半　白芷一钱　细辛三分　川柏三钱　川牛膝三钱　龙胆草一钱半　生甘草一钱半

5剂。

另：椿根皮四钱，一见喜四钱，土茯苓四钱，紫花地丁四钱，野菊花四钱，枯矾五钱。5剂，熏洗用。

六诊（1978年1月25日）

原湿症平息期中瘰疹隐伏，投剂后阴部皮肤光润，症势显见好转，兹经期将临，头微痛，得食脘胀，脉细，苔薄白腻中厚。当调经和中，利湿泻火。

炒当归三钱　姜半夏二钱　云茯苓四钱　生薏苡仁一两　丹参三钱　赤芍三钱　丹皮三钱　泽泻三钱　淡竹叶三钱　白蒺藜三钱　木香一钱

5剂。

另：椿根皮四钱，蛇床子四钱，枯矾五钱，土茯苓四钱，紫花地丁四钱，野菊花四钱。5剂。熏洗用。

七诊（1978年2月4日）

屡经调治，此次经净以后瘰疹未作（最近经期1月25日），昨外阴始发现一粒，微痛，大便干结，脉细，苔白腻，质红。症虽轻减，犹未全愈，当从原法以期根治。

云茯苓四钱 苍术一钱五分 川柏三钱 川牛膝三钱 白芷一钱 细辛三分 条芩三钱 丹皮三钱 泽泻三钱 苦参三钱 龙胆草一钱五分 生甘草一钱五分

5剂。

另：椿根皮四钱，紫花地丁四钱，土茯苓四钱，野菊花四钱，一见喜四钱，细辛三分，蛇床子四钱，枯矾四钱。5剂。熏洗用。

【按】妇女阴部痛痒疖瘰，大致均属“阴虱”“阴疮”范畴，不外肝经郁火、湿热下注所起，轻则为痒，重则为痛。患者染疾已甫7个月，每次经净必发，疖肿遍布，始痛后痒，破溃则流黄水，约半个月许平息，反复发作，缠绵迄今，并有霉菌，屡经中西法治疗，服清利湿热方药，并用制霉菌素等未愈，鉴于上述情况久服凉药不效，苔薄满白，法当改弦易辙，试从虚火论治。内服肾气丸，兼顾脾肾，通阳利水，并局部熏洗，诸症依然如故，根据其他伴有症状，如口干喜冷、心烦易怒、带黄便燥、溲少色黄等症，仍系心火内炽，肝经湿热，若单纯清热利湿，犹嫌力微，因予当归龙荟法，兼通后阴。投剂后大便日解，疹瘰平息，阴痛即止，势见好转。但经净以后，仍然复发，较前略为轻可，再宗三妙法参龙胆泻肝意，并增细辛、白芷等为伍，按细辛气味雄烈，温散尤甚，能散风行水，治口舌生疮，大便燥结，祛皮风湿痒，白芷祛风胜湿，止痛蚀脓，治阴肿肤痒，药后显效，原湿症平息期间，疹瘰隐伏肤下可觉，现阴部皮肤光润，症势明显瘥减，此后经净疖肿未作，推迟将旬方发现一小疹瘰，旋即消退，口腔溃疡亦除，外阴疾患基本治愈，由于反复过久，势颇顽固，故还需继续用药，保持局部燥洁，以杜复发。